AF337179

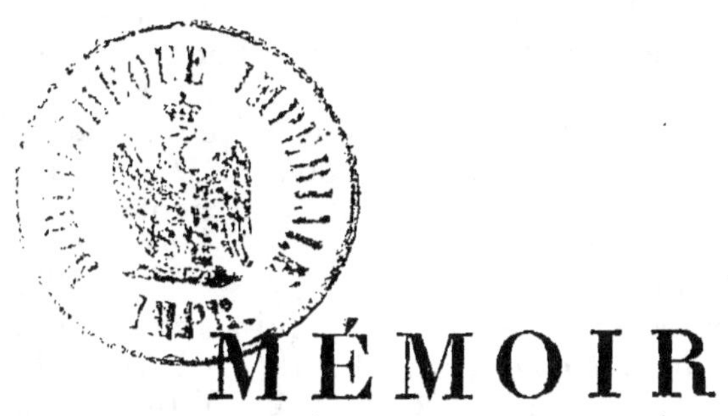

MÉMOIRE

SUR

L'HYDRENCÉPHALE.

MÉMOIRE

SUR

L'HYDRENCÉPHALE

OU

CÉPHALITE INTERNE HYDRENCÉPHALIQUE,

PAR J.-F. COINDET, D. M.,

Médecin en chef des Hospices civil et militaire de Genève, Ex-président de la Société Royale de Physique d'Edimbourg, Membre de la Société médicale d'émulation de Paris, Associé correspondant de la Société Royale de Médecine de Bordeaux.

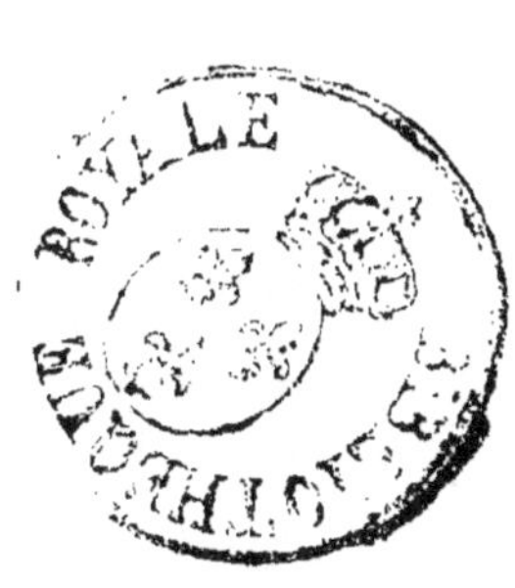

> Morbus atrocissimus qui dum medicinam admitteret, haud satis dignoscitur, atque dum certior quidquam ejusdem fit diagnosis ; auxilium vix non omne excludit.
>
> FRANCK. *Epit. ad morb. homin. curari.*

PARIS,

J. J. PASCHOUD, Libraire, rue Mazarine n.° 22.

GENÈVE,

Même maison de commerce.

1817.

AU

DOCTEUR KOREFF,

PROFESSEUR DE PHYSIOLOGIE

A L'UNIVERSITÉ DE BERLIN.

Témoignage d'estime et d'amitié.

J.-F. COINDET, D. M.

PRÉFACE.

Ce Mémoire est le résultat d'une pratique étendue, qui m'a fourni de fréquentes occasions d'observer une des maladies les plus dangereuses que l'on connoisse. Il me paroît assez probable que les ventricules du cerveau sont le siége de plusieurs maladies obscures, peu connues, qui ont quelques symptômes qui leur sont communs; mais, examinées attentivement, elles diffèrent entr'elles : on les a confondues sous la dénomination trop vague d'hydrocéphale aiguë, ce qui explique pourquoi la nature de cette maladie a été mal comprise par les uns, et son existence niée par les autres; de-là aussi la contradiction et la variété des moyens curatifs inutiles, souvent même nuisibles, qui ont été proposés.

Cette maladie est d'autant plus déplorable, qu'elle atteint pour l'ordinaire les

sujets de la plus grande espérance ; ces
enfans que leur esprit précoce, leur belle
santé apparente rendoient les plus chers
à leurs parens : et jusqu'à présent, à mesure que l'hydrencéphale parcourt ses
périodes, les chances de guérison diminuent, trop heureux encore si celui qui
en est réchappé ne reste pas privé d'une
partie de ses facultés intellectuelles, ou
atteint de quelque maladie nerveuse qui
le rendra à charge à lui-même et aux
autres.

J'ai évité de me livrer à des théories
brillantes qui semblent d'abord tout expliquer, auxquelles paroissent se ratta-
cher les faits les plus incohérens ; ces
théories entravent le jugement du praticien, lui fascinent les yeux, l'empêchent
de saisir la vérité, parce que, satisfait
de quelques aperçus, il s'en contente, et
n'approfondit plus l'objet qui l'occupe ;
rapportant tout à son idée favorite, il ne
peut plus observer sans prévention la
marche naturelle des maladies, et sur-

tout l'effet réel des remèdes qu'il y emploie.

J'ai cherché à réunir une masse de faits, à retracer ce que j'ai vu et revu dans ce grand nombre de malades que j'ai tous suivis avec le plus vif intérêt.

Je désire sans doute que cet ouvrage mérite l'approbation de mes confrères, mais mon but seroit atteint si, attirant leur attention, il les engageoit à s'occuper du même sujet, et si la réunion de leurs travaux offroit à l'avenir, pour cette maladie, des moyens plus sûrs de guérison.

C'est d'après ces considérations que je me suis déterminé à déférer au vœu de la Société Royale de médecine de Bordeaux, qui, en me faisant l'honneur de me nommer son associé correspondant, et en couronnant mon Mémoire, m'a invité à le publier.

J'ai cru devoir y faire quelques changemens et additions avant de le livrer à l'impression.

TABLE DES MATIÈRES

contenues dans cet ouvrage.

TABLE.

MÉMOIRE

SUR

L'HYDRENCÉPHALE[*].

L'HYDROCÉPHALE doit être divisée en maladie aiguë et en maladie chronique.

La première n'offre aucune augmentation du volume de la tête ; c'est une maladie fébrile, que l'on reconnoît par une série de symptômes qui lui sont propres, suite d'une lésion du cer-

---

[*] L'Hydrocéphale, ou hydropisie de la tête, comme l'indique son étymologie, est une collection de sérosité aqueuse dans cette partie du corps en général, tandis que l'hydro-encéphale, ou, par abréviation, l'hydrencéphale, est celle qui a lieu exclusivement dans le cerveau. Comme il est souvent difficile de pouvoir assigner, dans la maladie chronique, le siége de l'épanchement, qui peut être placé partout ailleurs que dans les ventricules, j'ai cru devoir lui conserver le nom d'*hydrocéphale*, et donner celui d'*hydrencéphale* à la forme aiguë, puisque l'épanchement, lorsqu'il a lieu, occupe constamment les ventricules, jusqu'à ce qu'on lui ait donné un nom plus convenable, et que l'on soit d'accord sur la place que cette maladie doit occuper dans le système de Nosologie.

veau. Ce n'est qu'après le milieu du siècle dernier qu'elle a fixé l'attention plus particulière
des médecins.

La seconde est sans fièvre ; elle a pour caractère essentiel une augmentation du volume
de la tête , due à un épanchement d'eau plus
ou moins considérable dans quelqu'une de ses
parties externes ou internes. Elle présente des
caractères si saillans, que l'on en retrouve déjà
quelques notices dans les écrits des médecins
de la plus haute antiquité.

Ces deux maladies, le plus souvent la suite
l'une de l'autre, ayant été confondues ensemble
dans plusieurs points de leur histoire , de leur
durée , de leur altération organique , j'ai cru
devoir retracer en peu de mots ce qui concerne
la maladie chronique , avant que de la traiter
sous sa forme aiguë , qui est l'objet particulier
de ce mémoire.

On lit dans Hyppocrate un passage plus curieux qu'utile, d'après lequel il me semble que
ce génie observateur avoit vu quelques cas
acuto-chroniques ; il dit (1) : *Alius morbus :
aqua si in cerebro suborta fuerit, dolor*

____

(1) Liv. II , de morbis Edit. Poes., Tom. 1 , p. 466,
art. 3o.

acutus, sinciput et tempora interdumque alias
capitis partes detinet subindèque rigor ac febris, oculorum regiones dolor occupat, iique
caligant, pupilla scinditur, et ex uno, duo
sibi cernere videtur, et si surrexerit, ipsum
tenebricosa vertigo prehendit, nequè ventum,
nequè solem sustinet, aures tinniunt, audito-
que strepitu indignatus, salivam et pituitam
vomitione refundit, quandòque verò etiàm
cibos, capitis cutis extenuatur et contactu
gaudet. Cùm ità habeat, primùm quidem medicamentum sursum purgans quod pituitam
educat exhibeto, post hoc caput purgato,
deindè intermissione factá, medicamentum
deorsum purgans propinato, mox eum cibis
quam maximè alvum subducentibus reficito,
sensìm semper adjiciendo. Ubi verò jàm satis
ciborum comederit jejunus vomitionibus utatur, lenticulæ decocto melle et aceto admixto,
olera comedens, eoque die quo vomuerit;
primùm quidem ciceonem liquidum bibat,
deindè sub vesperum paucis cibis utatur, nequè lavet, post cibos deambulet et manè,
ventum et solem devitans, nequè ad ignem
accedat. Quod si cùm hæc feceris, sanus
evadat, sat est sin minùs, ubi eum vere
primùm quidem veratro antè purgaveris,

deindè etiàm in nares medicamentum infun-
dito, et parvo tempore intermisso, deorsum
purgato. Deindè postquàm cibis eum refece-
ris, denum secio juxta sinciput capite, ad
cerebrum usque perforato, et velut sectionem
per terebram curato.

Mais les mots επι το ενκεφαλο, ainsi que cela
a déjà été remarqué, signifient que l'épanchement est dessus, ou autour, et non pas dans le
cerveau; ils ont été mal traduits par Fœsius,
si aqua in cerebro, etc., puisque Hippocrate
propose d'inciser κατα βρεγμα προσ τον ενκεφαλον;
mais Fœsius, malgré l'inexactitude de sa tra-
duction, l'avoit bien compris, car il dit dans
ses remarques, p. 692, même volume : « Hæc
» videtur esse quarta hydrocephali species
» quam omisisse videtur Paulus, lib. 6, cap. 5.
» Galenus in medico tertiam fecit, cùm aqua
» inter cranum, et crassam cerebris membra-
» nam collecta fuerit. »

Cette erreur a eu des conséquences fàcheu-
ses, parce que des médecins esclaves aveugles
des anciens auteurs, se sont fondés sur ce
passage latin pour faire la ponction du cerveau,
et par-là ont accéléré la mort du malade.

Quoi qu'il en soit, ce père de la médecine
ne donne pas à cette maladie le nom d'hydro-

céphale ; ce fut *Celse* le premier qui se servit de ce terme , par lequel il entendoit une espèce d'anasarque ou bouffissure des tégumens extérieurs (1). « Ubi humor cutem inflat, ea- » que intumescit et prementi digito cedit » υδροκεφαλον, Græci appellant, » qu'il propose de guérir de la manière suivante (2) : *In hoc tonderi ad cutem necessarium est , deindè imponere sinapi, sicut exulceret sed si id parum profuit, scapello utendum est*, etc., etc.

Aretée de Capadoce emploie encore le même terme (3). Galien généralisa cette expression. Il paroît que ce fut Œtius (4) qui indiqua les différentes espèces , tant de l'externe que de l'interne. — On trouve peu de chose dans les écrits des autres médecins , jusqu'au célèbre anatomiste Vesale, qui attira de nouveau l'attention sur cette maladie par l'histoire qu'il donna d'un enfant dont les ventricules contenoient 9 liv. d'eau. Depuis cette époque, presque tous les auteurs ont rapporté un grand nombre d'observations pareilles, tels que Fabry,

____

(1) Celsus, art. Med. principes, vol. 8, éd. de Lausanne, 1787, p. 187.
(2) Page 198.
(3) Page 98 , de signis et caus. diuturn. morb.
(4) Lib. VI. Cap. 1.

de Hilden, Wepfer, Tulpius, Bonnet, Manget, etc.; observations qui ont été réunies dans quelques dissertations particulières, parmi lesquelles on distingue celles de Zwinger, en 1751, dans le 1.ᵉʳ volume des Actes helvétiques, etc., et surtout celles de Gaudelius (1), qui renferment une analyse assez exacte de ce qui avoit été publié jusqu'alors.

Ploucquet (2) donne deux espèces de tables d'observations recueillies de toutes parts, l'une alphabétique d'après le nom des auteurs; l'autre est divisée selon les causes, les divers médicamens, etc. Je crois rendre service à ceux qui ne possèdent pas cet ouvrage, en l'ajoutant en entier à la fin de celui-ci.

On a divisé l'hydrocéphale chronique en externe, et en interne, suivant la place qu'occupe l'épanchement : dans l'externe, l'eau peut être contenue dans le tissu cellulaire, ou sous l'aponévrose, ou bien entre le crâne et le péricrâne; elle est plus commune chez les nouveaux-nés. Cette tuméfaction offre tous les caractères de l'œdème.

Dans l'hydrocéphale interne, l'épanchement peut être placé entre la dure - mère et les os

____

(1) Sandifort, Thes. med.
(2) Init. Beb. medic., vol. II.

mêmes du crâne, entre la dure-mère et l'arachnoïde, entre cette membrane et la pie-mère, entre cette dernière et le cerveau ; enfin, et c'est le cas le plus fréquent, dans tous les ventricules, ou seulement dans l'un d'eux.

L'hydrocéphale interne peut devenir en quelque sorte externe, lorsque l'eau s'échappe par les sutures, et forme des sacs séparés avec fluctuation. L'on trouve (1) l'histoire d'une hydrocéphale chronique dont l'eau étoit contenue dans un sac formé par la dure-mère ; il sortit par la fontanelle ; on le perça au moyen d'un trois-quarts, ce qui donna issue à 7 liv. d'eau. L'enfant, âgé de 13 mois, succomba peu après l'opération.

Ceux qui sont atteints de cette maladie prennent une physionomie particulière ; ils ont la figure pâle, le front saillant ; la table supérieure de l'orbite étant déprimée, les yeux semblent comme chassés au-dehors ; la pupille est dilatée, l'iris se contracte lentement. Ils ne peuvent porter la tête droite ; le plus souvent les extrémités inférieures sont maigres, et quelquefois se développent assez peu pour qu'elles ressemblent à celles d'un enfant, quoique l'individu

____

(1) Med. obs. and inq., vol. V, art. 13.

ait atteint un' âge avancé. Leur tête acquiert un volume presque incroyable, ce qui est dû au développement du frontal, des pariétaux, et un peu moins de l'occipital, car les os de la face restent les mêmes. Je possède la tête d'une hydrocéphale chronique dont les apophyses styloïdes sont ossifiées; elle a 27 pouces de circonférence, et 21 pouces mesurée depuis le trou occipital en suivant le long de la suture sagittale jusqu'aux os du nez; que seroit-ce si on y ajoutoit les parties molles? Michælis (1) en a vu un dont la tête avoit 25 pouces depuis les sourcils jusqu'à la base de l'occipital, et 32 pouces de circonférence. Le sujet, âgé de 50 ans, étoit vivant.

La tête est inégalement bosselée, les sutures s'écartent, laissant entr'elles un espace sous lequel on aperçoit quelquefois distinctement la fluctuation de l'eau, surtout à la fontanelle. J'ai vu un cas où la compression faite sur le sommet de la tête occasionnoit de l'assoupissement, une grande dilatation de la pupille, qui duroit long-temps après que la compression avoit cessé. Les os sont comme membraneux. On en cite aussi où la tête étoit transparente comme une

____

(1) Duncan, Medic. Com., vol. 1.

lanterne de corne, lorsqu'on la plaçoit entre la lumière et soi. Dans la jeune fille dont Vesale rapporte l'histoire, les os étoient membraneux.

Cette augmentation du volume de la tête est en raison de l'eau qu'elle contient, qui, dans quelques sujets, est à peine croyable. Pechlin rapporte un cas où la tête contenoit 12 livres d'eau ; Sulpicius, 5 livres ; Vesale, 9 livres. Le plus considérable est celui qui est rapporté par Heyman, qui a contenu 24 livres (1).

Le plus souvent l'hydrocéphale se développe peu après la naissance, quoiqu'il ne soit pas sans exemple qu'elle arrive à un âge plus avancé; elle n'est pas très-rare dans les fœtus, chez lesquels elle se complique du spina-bifida; elle est la cause des fœtus acéphales, selon Morgagni.

Le développement a lieu quelquefois d'une manière progressive et peu sensible ; le plus souvent il acquiert très-rapidement un certain volume, pour croître ensuite plus lentement.

Les causes internes qui occasionnent l'hydrocéphale chronique dans les fœtus, sont en général peu connues. On cite cependant quelques cas où la mère ayant, pendant sa grossesse, reçu un coup sur le ventre, le fœtus est venu au

______

(1) E. N. C.

monde hydrocéphalique. Il y a aussi d'autres observations qui prouvent assez évidemment que certaines manœuvres de l'accouchement peuvent, en comprimant la tête, ou la meurtrissant, avoir causé cette maladie ; on en cite un bon nombre où une chute, un coup, la répercussion des maladies cutanées, telles que la croûte de lait, la fatigue ou les maladies aiguës accompagnées de convulsions, de paralysie, de coma, de déjections de matières alvines vertes, c'est-à dire d'une véritable hydrencéphale, ont été suivis de la maladie chronique. D'après ce que j'ai rencontré dans ma pratique, je suis porté à croire que l'on trouvera presque toujours que les symptômes de l'hydrencéphale ont précédé.

Lorsque les accidens de la maladie aiguë sont terminés, on retrouve ceux qui sont particuliers à celle qui nous occupe, qui sont dus à un épanchement graduel d'eau dans les ventricules, et à la compression du cerveau, qui en est la suite.

L'examen cadavérique de l'hydrocéphale chronique diffère de celui de l'hydrencéphale par l'augmentation du volume de la tête, par l'état des os du crâne, qui, dans quelques cas rares, sont plus épais, et dont, dans le plus grand nombre,

l'ossification est incomplète, ou présente une
quantité considérable d'os Wormiens. Dans la
tête que je possède, plusieurs de ces derniers
ont plus d'un pouce et demi dans tous les sens.
La substance cérébrale des hémisphères est
amincie ; elle est quelquefois réduite à l'épaisseur d'une ou deux lignes, surtout dans la partie
supérieure, lorsque l'eau est dans les ventricules ; car si l'épanchement a lieu entre les méninges, le cerveau est alors comprimé, et on
l'a trouvé réduit presque à rien chez quelques-
uns. Cette altération remarquable du cerveau
mérite une attention particulière, d'après les
raisons que j'indiquerai dans ce mémoire.

L'épanchement se fait dans les ventricules
latéraux, qui augmentent en raison de la quantité
de l'épanchement, tandis que dans quelques cas
les troisième et quatrième ventricules sont de
grandeur naturelle.

La sérosité est de même nature que celle de
l'hydrencéphale.

Tel est le résultat de l'examen cadavérique
lorsque l'eau est contenue dans les ventricules.

Quelquefois les enfans conservent leurs facultés intellectuelles intactes, ainsi que je l'ai
vu dans celui dont l'histoire est rapportée dans
ce mémoire ; le plus souvent, ils deviennent

imbéciles, ne peuvent pas supporter leur tête, et meurent de marasme ou d'apoplexie, ou par les convulsions.

On cite quelques exemples de guérison par des applications de bandages, par le mercure, les vésicatoires, les cautères, etc.

J'aurois pu grossir cette histoire fort abrégée de cette partie de la maladie, en compilant les différens auteurs; j'ai préféré rapporter ce que j'ai vu dans le petit nombre de cas de cette espèce que m'a offert ma pratique, pensant que le but principal de la question proposée par la savante Société de médecine de Bordeaux s'appliquoit plus directement à l'hydrencéphale, et que l'on ne devoit rappeler de sa forme chronique que ce qu'elles pouvoient avoir de commun entr'elles, quoique le programme ne le spécifiât pas.

Programme de la Société Royale de Médecine de Bordeaux. Novembre 1815.

Exposez les signes de la maladie, les causes, et le traitement de l'Hydrocéphale interne (hydro-encéphale), appuyés sur l'observation, l'expérience et l'autopsie cadavérique.

HYDRENCÉPHALE.

DESCRIPTION DE LA MALADIE.

CETTE maladie présente deux espèces différentes, ou plutôt deux variétés : l'une est, à son début, plus lente et plus obscure ; l'autre, plus rare, a une marche plus rapide et plus déterminée. La première se lie avec les hydrencéphales aiguës symptomatiques ; la seconde, plus essentiellement avec l'idiopathique.

Whytt proposa le premier de la diviser en trois périodes successives, selon l'état du pouls, quoique l'on pût, d'après le traitement, la considérer en période d'invasion, ou fébrile, et en période convulsive, ou de foiblesse, et d'épanchement : cependant sa division étant établie d'après la marche de la maladie, soit idiophatique, soit symptomatique, et pouvant servir de base pour le traitement, elle me paroît devoir être conservée.

DESCRIPTION DE LA PREMIÈRE VARIÉTÉ.

Première période.

PENDANT plusieurs jours, et le plus souvent pendant plusieurs semaines, avant qu'il se soit établi des symptômes évidens d'hydrencéphale, le malade éprouve un appétit irrégulier, ou du dégoût; il devient pâle, il est triste, il maigrit, il est foible : s'il est assez grand pour marcher, sa démarche devient chancelante, il traîne quelquefois une jambe, ou même cesse de marcher. Cependant ces symptômes sont obscurs et occasionnent peu d'inquiétude ; mais bientôt ils s'aggravent : il s'établit une fièvre sourde, obscure dans son début; chez quelques sujets, elle devient plus continue, remarquable par des redoublemens fréquens, irréguliers, qui, par cela même, sont déjà un indice de la maladie. Le plus souvent la fièvre a son redoublement dans la soirée; le pouls offre une pulsation fréquente, mais qui, dans quelques cas, n'est pas uniforme ; car, en divisant la minute en quatre parties égales, on trouve dans l'un des quarts 25 pulsations, comme si le pouls étoit à 100, tandis que dans un autre quart il en donnera 35 ou 40, comme

s'il étoit à 140 ou à 160. La langue est blanchâtre, quelquefois d'un rouge vif, comme s'il
devoit se faire une éruption d'aphtes ; il survient plusieurs fois dans la journée des envies
de vomir, qui paroissent être provoquées ou
s'aggraver lorsqu'on assied le malade : ces vomissemens ont ceci de particulier, c'est que
l'enfant rejette sans beaucoup d'efforts, comme
s'il avoit la bouche pleine de liquide. Néanmoins,
dans le plus grand nombre, il n'existe pas des
symptômes d'embarras gastriques.

Et si même à cette époque on donne l'émétique, il en faut, dans certains cas, de fortes
doses pour en obtenir l'effet désiré, ce qui,
plus d'une fois, m'a servi de diagnostique
assuré.

La chaleur du corps s'augmente ; la figure
est colorée, le plus souvent l'une des pommettes l'est davantage que l'autre ; le malade
se plaint d'une douleur de tête, qui quelquefois a lieu dès le début. Chez les uns, elle
est obscure, et chez d'autres, fort aiguë ; elle
a son siége à la nuque, aux tempes, mais ordinairement au-dessus des yeux ; elle se fait aussi
sentir comme une forte vibration d'une tempe
à l'autre : quelques-uns roulent leur tête çà et
là sur le coussin avec beaucoup d'angoisses,

d'autres la tiennent fixée et immobile, comme dans la migraine, n'osant la remuer, de crainte d'aggraver la douleur : en général, le malade a de la peine à la soutenir ; et lorsqu'il est assis, chez quelques-uns, elle se penche ou sur la poitrine, ou sur l'un des côtés ; chez d'autres, lorsque la douleur occupe les membres, celle de la tête est moins violente. Il se plaint de douleurs de jambes, et plus fréquemment de douleurs de ventre, mais rarement de la poitrine ; quelquefois, avant qu'on ait fait des applications pour les faire cesser, elles ont changé de place, comme si c'étoit un rhumatisme fugace.

La respiration devient plus fréquente ; elle est interrompue *par un cri ou soupir plaintif que j'appellerai hydrencéphalique,* parce qu'il ne se retrouve dans aucune autre maladie, et qu'il aide puissamment encore le diagnostique. La soif varie : dès le commencement de la maladie, la chaleur de tête est augmentée ; il en résulte une sueur légère qui n'apporte pas un grand soulagement aux douleurs. A cette époque il y a ou une constipation opiniâtre, ou une diarrhée de matières muqueuses, gluantes, fétides.

Les urines fournissent deux signes qu'on

peut regarder comme certains, surtout le second, même lorsqu'il n'arrive qu'une seule fois
et que la maladie paroît encore douteuse. Le
premier est un *dépôt blanc, farineux, cretacé.*
Dans le second, les urines sont *micacées.* J'ai
vu ces deux signes se réunir, ou passer de l'un
à l'autre. Bientôt le malade craint la lumière,
redoute le bruit ; son regard est plus ou moins
oblique, les pupilles se dilatent un peu, le
soupir *plaintif hydrencéphalique* est plus fréquent ; il a une anxiété très - grande et une
altération particulière du visage, *habitus,* qui
décèle et caractérise la maladie.

Le malade reste couché, dort peu ; il a,
pendant cet instant de sommeil ou d'accablement, des grincemens de dents d'une telle
force, qu'il s'en brise quelquefois de petits
morceaux : il se réveille en sursaut, en pous-
sant des cris *hydrencéphaliques ;* si on l'inter-
roge sur ce qui l'agite, il n'en sait pas la cause.
Cet état dure de 10 à 15 jours, et constitue ce
qu'on appelle la 1.re période.

Seconde période.

Dans la 2.e période, qui est plus courte et
plus rapide, une partie des symptômes de la

première cessent, d'autres continuent et s'aggravent ; le pouls, auparavant fréquent et régulier, devient inégal , lent, irrégulier, étant assez semblable au pouls de la digitale, n'offrant que 5o ou 6o pulsations par minute. Cependant quoique le pouls se ralentisse , la chaleur du corps n'est pas diminuée, elle paroît plutôt augmentée ; le visage se couvre d'une rougeur subite, qui alterne rapidement avec une grande pâleur. Le sommeil dégénère en stupeur , le cri hydrencéphalique est plus fréquent, les douleurs de tête ou des membres diminuent ou même cessent ; mais il s'établit dans quelques cas une vision double , qui a lieu pour les objets éloignés ou placés à une certaine distance, plus rarement pour ceux qui sont près du malade. Le strabisme augmente , le plus souvent il est convergent ; la pupille se contracte légèrement à l'approche d'une bougie , puis se dilate avec des oscillations convulsives, quoique la flamme soit toujours devant les yeux, sans être encore atteinte de la goutte sereine, qui, pour l'ordinaire, a lieu plus tard. Cependant le malade ne voit pas, et cherche avec la main ce qu'on lui présente. La dilatation de l'iris est dans quelques cas plus grande dans l'un que dans l'autre œil ; mais à mesure que la maladie avance, les pupilles sont, pour l'ordinaire toutes deux dilatées. Il fait peu d'attention aux objets extérieurs; il se couche avec un œil ou avec les deux yeux ouverts à demi, ou de manière qu'on n'en voit que le blanc; il ne peut supporter d'autres positions que celle d'être couché; il répond lentement et brièvement; si sa réponse est longue, il s'embarrasse. Les vomissemens cessent; quelquefois il dévore avec avidité et demande instamment à manger, le plus grand nombre prend du dégoût.

Les urines varient, n'offrant presque jamais à cette époque le sédiment blanc ou micacé.

Il n'est pas rare qu'il perce une ou plusieurs dents, dans quelques cas avec un soulagement momentané qui trompe les alentours du malade.

Les selles sont vertes, luisantes, glaireuses, comme des scories de verre fondu. Il évacue des lombriques ou des matières filamenteuses qui ressemblent à des vers tués, ce qui peut induire en erreur un médecin peu exercé. Il survient de légères convulsions aux joues, à la face, à la paupière supérieure, aux bras, à l'une ou à l'autre des extrémités inférieures, de la foiblesse ou de l'hémiplégie. La durée de cette période est incertaine; son terme est de plu-

sieurs jours , mais on ne peut ni prévoir quand
elle s'établira, ni quand elle cessera pour faire
place à la 3.ᵉ

Troisième période.

Elle peut être considérée comme une aggravation des symptômes nerveux de paralysie et
de compression , plutôt que comme une série
de nouveaux symptômes. Elle commence lorsque le pouls reprend sa fréquence par grada-
tion chez les uns , subitement chez les autres;
il donne 140 à 160 pulsations dans une minute;
la somnolence se change en coma. On réveille
difficilement le malade ; quelquefois il est
aveugle pendant les derniers jours de sa vie.
Les pupilles sont insensibles à la lumière ; la
goutte sereine est complète ; les urines et les
selles sont involontaires ; l'œil devient rouge,
enflammé , se couvre d'une pellicule assez
épaisse ; l'une des paupières est quelquefois paralysée. La paralysie ou l'hémiplégie augmente.
Dans quelques cas , un des côtés est agité par
de fortes convulsions, tandis que l'autre est paralysé ; la chaleur et le froid se succèdent rapidement ; la figure devient pâle ou livide ; la
respiration est difficile et bruyante comme dans

l'apoplexie, laissant un long intervalle entre chaque expiration : dans d'autres, elle est rapide et précipitée ; des taches rouges comme des *vergetures* se montrent sur la surface du corps ; la déglutition se fait difficilement, et le malade meurt par un état de foiblesse, ou est emporté par une attaque de convulsions. La durée de cette dernière période est fort incertaine ; elle peut se prolonger pendant plusieurs jours, quoique les symptômes d'apoplexie ou de foiblesse paroissent d'une gravité telle, qu'il sembleroit que le malade dût succomber dans quelques heures.

SECONDE VARIÉTÉ.

L'autre variété d'hydrencéphale est plus rare, plus essentiellement idiopathique, ou du moins ne peut presque dans aucun cas être confondue avec les symptomatiques ; elle est rarement précédée par de l'accablement, par des maux de ventre ou par des maux de tête ; elle débute brusquement par un appareil de symptômes semblable à celui d'un état inflammatoire du cerveau, ou par des attaques de convulsions, tellement qu'il est difficile dans le début de la distinguer d'une fièvre inflammatoire. La vio-

lence du mal de tête, les yeux brillans, les
pommettes colorées, la chaleur de la peau, la
dureté et la fréquence du pouls porteroient à
croire que l'état inflammatoire ou fébrile précède l'état nerveux du cerveau, ou l'engorgement, tandis que dans la première variété il
sembleroit souvent que ce fût le contraire ;
mais bientôt les redoublemens de fièvre irréguliers qui surviennent plusieurs fois dans la
journée, l'état du pouls, l'apparence de la langue, ce vomissement particulier qui nest pas
dû à un embarras gastrique, le dépôt micacé
des urines, la sensibilité à la lumière, le cri
plaintif hydrencéphalique, la marche de la maladie, qui ne ressemble plus à celle d'aucune
fièvre, guident le diagnostique ; et lorsque cette
première période est avancée, il n'y a plus de
différence apparente entre les diverses espèces
d'hydrencéphale.

Cette variété de la maladie offre plus de régularité dans sa marche qu'aucune autre ; sa
première période est plus courte, et la division
adoptée par Whytt lui est plus particulièrement
applicable.

Telle est la description de la maladie dont
j'ai adopté la division en deux variétés, parce
que cette division, déjà proposée par d'habiles

médecins, étoit conforme à ma pratique (1).
La description de la première espèce est longue,
fort détaillée, et se rapporte plus particulièrement à l'hydrencéphale symptomatique ; elle
renferme probablement sous une même dénomination plusieurs maladies des ventricules du
cerveau essentiellement différentes les unes des
autres, quant à leur nature, mais non pas quant
à leur terminaison. Elle comprend aussi des variétés que l'expérience nous apprendra à connoître, ce qui jettera alors une grande lumière
sur un genre de maladie encore très-peu connu.

J'aurois dû peut-être établir une sous-divi-
sion de la 1.re période dans la 1.re espèce fondée
sur la variété de l'invasion de la maladie, puis-
qu'elle se présente dans sa marche sous des
formes assez différentes pour qu'on puisse l'admettre. Quelquefois elle survient dans le cours
d'une fièvre bilieuse, ou dans la convalescence
d'une scarlatine, sans aucun symptôme précurseur ; elle paroît suspendre la marche de ces
maladies pour suivre celle qui lui est propre :
dans d'autres cas, la 1.re période est foible, se
glisse, passe inaperçue, et la 2.e est établie

____

(1) Cheyne on dropsy of the brain. Edinburg, 1818,
p. 15.

avant qu'on ait soupçonné la maladie, comme
cela arrive à la suite de la coqueluche ou de
quelques maladies fébriles, tandis que dans
l'hydrencéphale idiopathique elle débute avec
des symptômes qui la rendent plus facile à reconnoître. D'autres fois, comme dans les maladies organiques du cerveau, ou dans quelques
dérangemens des fonctions du bas-ventre, etc.,
les symtômes précurseurs s'établissent lentement, un état nerveux du cerveau précède
long-temps les symptômes de pléthore et ceux
du développement de la maladie; tandis que
chez des enfans nés de parens pauvres, qui sont
mal nourris, maigres, pâles, foibles, atteints
du carreau, l'hydrencéphale paroît brusque-
mement, et termine en peu de jours une maladie qui sembloit devoir durer plus long-temps.

J'ai cru que cette sous-division seroit trop
minutieuse, et ne jetteroit pas plus de lumière
sur la description de la maladie.

Les symptômes varient suivant l'âge; ils sont
moins marqués dans les premiers mois de la
vie, ils ne présentent que quelques légers mouvemens convulsifs, des déjections alvines de
matières vertes, quelques envies de vomir et
de l'assoupissement; tandis que dans l'âge adulte,
ou plus tard, la maladie idiopathique offre des

symptômes très-prononcés, une marche très-
régulière. Ce sont les cas où la division du
docteur Whytt et la succession des symptômes
sont évidentes et représentent comme le type
de la maladie.

VARIATION DES SYMPTÔMES.

CETTE maladie, comme toutes celles du
système nerveux, offre une grande variation
dans les symptômes, dans leur apparition, dans
leur succession, et même dans l'absence totale
de plusieurs : il n'en est aucun qui ne puisse
manquer, ou arriver plus ou moins tard. J'ai vu
un enfant âgé de 4 ans, dont les pupilles furent
constamment contractées jusqu'à la mort. Chez
l'enfant Ruscher, les pupilles se contractèrent,
et se dilatèrent dans toutes les périodes de la
maladie, sans que la lumière parût l'incommo-
der, quoiqu'il eût tous les symptômes de l'hydrencéphale idiopathique , et qu'à l'ouverture on ait trouvé 4 ou 5 onces d'eau dans les
ventricules. Chez une malade âgée de 29 ans,
la dilatation des pupilles cessa après une assez
forte dose de laudanum, et depuis l'exhibition
de ce remède pendant les 48 heures qui s'é-
coulèrent jusqu'à la mort, elles furent natu-

relles, se contractant et se dilatant à l'approche de la lumière. La jeune Barnaud, âgée de 11 ans, avoit les pupilles contractées pendant le sommeil ; dans le réveil, la pupille droite étoit très-dilatée avec cécité complète de cet œil ; la pupille gauche étoit assez dilatée, et la dilatation des deux pupilles étoit considérablement augmentée dans des crises qui duroient quelques minutes, et étoient accompagnée d'un état convulsif presque épileptique. D'autres fois la dilatation alterne de l'une à l'autre.

On cite des cas où la goutte sereine a eu lieu dès le début, ce que j'ai vu arriver à la suite de la scarlatine répercutée, tandis que le plus souvent elle n'arrive que lorsque la maladie est avancée.

L'oscillation des pupilles est probablement due à un état convulsif de l'iris; c'est un symptôme qui n'est pas particulier à l'hydrencéphale (comme quelques médecins l'ont cru d'après M. le docteur Odier), il manque souvent ; on le retrouve quelquefois dans l'apoplexie. Il ne faut pas confondre cette oscillation avec celle que la flamme d'une bougie produit sur les pupilles.

Assez souvent c'est par une attaque de convulsions que l'hydrencéphale commence ; le délire et le strabisme même ont manqué. J'ai vu une jeune fille de 14 ans qui n'eut aucun mal de tête. Ma pratique vient de m'offrir, pour la première fois, l'exemple très-rare d'une fille âgée de 8 ans, qui, atteinte d'une hydrencéphale idiopathique, a conservé toutes ses facultés intellectuelles jusqu'à 7 ou 8 heures avant sa mort. L'ouverture du cerveau confirma la nature de la maladie. Les auteurs rapportent plusieurs cas pareils dans la maladie chronique.

Les organes de l'ouïe et du goût sont moins lézés qu'aucun autre, car il ne faut pas confondre la stupeur et le coma de la 3.ᵉ période avec la surdité.

Je ne me rappelle pas avoir vu des cas où le mal de tête alternât avec les maux de cœur ou les angoisses, comme l'indique Fothergill. Je n'ai jamais vu non plus de malade où le redoublement pût être arrêté par le quina, comme le dit Quin (1), ce qui est arrivé dans des cas particuliers qu'on a probablement trop généralisés.

Tous ne se plaignent pas non plus de vives douleurs de tête, et ce cri de *oh la tête !* que les

---

(1) Quin. Treatise on the dropsy of the brain. Dublin, 1790, p. 41.

premiers auteurs ont signalé, a été trop géné-
ralisé par les médecins, qui se sont copiés les
uns les autres, et n'ont pas décrit la maladie
d'après ce qu'ils avoient vu.

La lenteur du pouls manque quelquefois,
surtout lorsque la maladie est symptomatique;
dès-lors les trois périodes établies par le docteur Whytt n'ont pas constamment lieu. Leur
durée est aussi fort inégale. J'ai vu chez le fils
de M. Portier, âgé de 3 ans, qui mourut d'hydrencéphale, suite de coqueluche, la 1.re période durer 12 jours, la 2.e quelques heures,
et la 3.e moins de 24. Il y eut dilatation de la
pupille, strabisme, etc. Il fut emporté par une
suite d'attaques de convulsions.

Un des symptômes que l'on retrouve quelquefois, surtout dans la maladie idiopathique,
c'est la résistance à de fortes doses d'émétique,
résistance telle, que les malades de la 1.re période, malgré les nausées continuelles, *ne vo-
missent pas même avec des doses doubles,
triples de tartre émétique, ce qui, dans plusieurs cas douteux dans leur début, est devenu pour moi un moyen assez certain de
diagnostique.*

Dans le plus grand nombre de malades, il
y a perte d'appétit, tandis que j'en ai vu quel-

ques-uns, sur la fin de la 2.ᵉ période, avoir une faim vorace et insatiable qui contrastoit péniblement avec la cécité et le délire.

La fétidité et l'odeur nauséabonde de la respiration, signalées déjà par le docteur Whytt, offrent encore un symptôme peu commun; cette odeur s'exhale quelquefois de tout le corps, même après la mort. Je l'ai rencontrée deux fois si forte, qu'après avoir assisté à l'autopsie cadavérique, mes vêtemens en contractèrent une odeur telle, que je fus obligé, quelques heures après, d'en changer. Un de ces deux cas étoit celui d'un vernisseur italien âgé de 20 ans, qui, après avoir passé une journée entière à travailler dans une chambre fermée, dont la vernissure avoit été finie le matin, fut asphyxié, se plaignit, en reprenant connoissance, d'un violent mal de tête, qui fut suivi de symptôme d'hydrencéphale aiguë. Il en mourut le douzième jour. L'ouverture confirma le pronostic.

La physionomie, ou habitus, propre à cette maladie, ne manque jamais dans les cas idiopathiques, et rarement dans les symptomatiques. Elle se compose d'un état particulier des traits, et de la manière singulière de soupirer et de se plaindre, telle, que j'ai pu souvent accuser la nature de la maladie avant que d'avoir

examiné le malade ou interrogé ses alentours.
Cet aspect particulier remplace , en quelque
sorte , un symptôme pathognomonique qui
manque dans cette maladie.

Il faut se défier surtout d'une amélioration
de symptômes qui complique le diagnostique ;
cette amélioration apparente et perfide a lieu
sur la fin de la 1.re période ; on croiroit que
le malade n'a qu'une fièvre bénigne ; le mieux
paroît s'établir , ce que l'on ne manque pas
d'attribuer au traitement : mais tout-à-coup
quelque symptôme nerveux paroît, le caractère
de la maladie se prononce, et le malade est
sans ressource.

Cette variation des symptômes est facile à
comprendre , en se rappelant que le siége de
l'hydrencéphale, d'après l'autopsie cadavérique,
peut s'établir non-seulement dans les ventricules
latéraux , ou sur la surface de la cloison transparente, mais encore dans les autres cavités du
cerveau ; en réfléchissant aux fonctions importantes que ces cavités doivent exercer sur l'économie animale, surtout celle du 4.e ventricule ,
à cause de ses rapports avec l'origine des nerfs
et la moelle alongée. On pourra supposer que
du siége de la maladie dépendront les diverses
sympathies qui doivent avoir lieu avec toutes

les parties du corps, soit dès le début, soit dans le cours de la maladie.

Cette variation des symptômes, leur marche irrégulière et leur gravité dépendront aussi de la nature du stimulus plus ou moins actif, de la prédisposition du sujet, etc. Tout ceci doit donc produire de grandes différences dans la marche, l'intensité de ces symptômes, leur développement plus ou moins rapide, et le terme inégal de leur durée : mais peu importent ces variations, *ce sont toujours les symptômes particuliers tenant à l'état morbide des ventricules du cerveau, qui caractérisent l'hydrencéphale idiopathique ou symptomatique.*

TERMINAISONS.

CETTE maladie peut se terminer :

1.º Par résolution, surtout dans la 1.re période.

2.º Par des accidens nerveux permanens, tels que surdité, cécité, mutisme, épilepsie, imbécillité, manie. J'ai des exemples vivans de plusieurs de ces cas. Si le malade succombe long-temps après, l'examen cadavérique n'offre quelquefois aucune altération organique sensible à l'œil.

3.° Par une métastase sur le cœur ou les poumons, et dans quelques cas par un engorgement scrofuleux des glandes du cou. Je ne connois aucun exemple de métastase sur les viscères du bas-ventre.

4.° Par la fièvre lente, ou marasme. A l'ouverture, on trouve une altération organique ou ramollissement dans les parois des ventricules.

5.° Par une augmentation du volume de la tête, qui diminue à mesure que la guérison s'établit : je n'en connois que trois cas décrits ; l'un est indiqué par J. Hunter, médecin d'armée (1) ; le second , bien plus curieux, où le volume de la tête fut un objet principal de l'attention du docteur Baumes, est décrit dans son mémoire (2) ; le troisième rapporté par Ferriar (3). Les os du crâne cédèrent, la tête augmenta de volume, le malade fut guéri. Il dit en avoir vu deux cas semblables. Ces cas constituent une espèce que l'on peut appeler acuto-chronique.

6.° Par une hydrocéphale chronique, qui est

---

(1) Med. obs. And inq. , V. 6, p. 38.
(2) Annales de Médecine de Montellier, vol. 1.
(3) Vol. 1, p. 193, Med. histor. and reflect.

peut - être dans tous les cas la suite de l'hydrencéphale. Celle-ci, dans les premiers mois
de la vie, offre des symptômes moins violens
et probablement moins dangereux. Les os près
des sutures sont membraneux; ils cèdent à
mesure que l'épanchement se fait. Si l'ossification s'accomplit, c'est par la formation des os
Wormiens.

7.° Dans quelques cas rares, par une mort
subite dans la convalescence, due probablement à ce que le fluide contenu dans les ventricules, latéraux se répand tout-à-coup dans
les 3.° et 4.° ventricules, ce qui produit la défaillance, ou la mort par la cessation subite de
la compression, à laquelle une partie du cerveau avoit été accoutumée ; c'est du moins
l'explication la plus probable du fait suivant.

Une fille âgée de 7 ans, que je soignois,
fut guérie, en apparence, d'une hydrencéphale ; cependant elle avoit conservé des
vertiges, des éblouissemens, une pesanteur de
tête, etc., surtout lorsqu'elle se baissoit ou
qu'elle faisoit un mouvement brusque ou violent. Elle mourut subitement en montant un
escalier, à la fin du second mois de sa convalescence. A l'ouverture, on trouva une adhérence déchirée qui existoit entre les couches

optiques; les ventricules latéraux étoient beaucoup augmentés de volume, l'épanchement
ne les remplissoit pas entièrement; l'eau étoit
contenue dans les 3.ᵉ et 4.° ventricules, qui
avoient en apparence leur capacité ordinaire.

8.° Par des crises naturelles. On a observé
que cette maladie se terminoit quelquefois heureusement par un œdème, qui ne tardoit pas
à devenir général, ou par une abondance d'u-
rine, ou même par des sueurs, etc.; et quoique l'on ne doive pas lui appliquer la doctrine
des crises, on doit les favoriser lorsqu'elles se
présentent.

Enfin par la mort, et c'est la plus fréquente
de toutes les terminaisons, lorsque la maladie
est arrivée à la 3.ᵉ période, dont les effets seront détaillés dans l'examen cadavérique.

OBSERVATIONS SUR UN CARACTÈRE PATICULIER DES URINES.

LES urines offrent *deux caractères remarquables*. Le premier est un dépôt blanc crétacé
ou farineux dans le fond d'une urine citrine;
il a déjà été remarqué par Whytt et Watson,
et par d'autres médecins, qui n'y ont mis aucune importance. Dans le second, indiqué par

M. le docteur Vieusseux (1), l'urine est remplie de particules micacées qui forment à sa surface une pellicule brillante , ou qui se précipitent comme un nuage léger formé de petits cristaux qui , vus à travers la lumière , paroissent très-éclatans. Il n'est pas rare de trouver des urines qui réunissent ces deux caractères, qui sont dus au même principe. La partie micacée se change quelquefois en dépôt blanc, lorsqu'elle a été long-temps reposée. Comme tous les autres symptômes de l'hydrencéphale, l'un ou l'autre de ces dépôts, surtout le premier, manque souvent ; le second n'est pas toujours facile à observer , parce que ces particules brillantes ne paroissent dans certains cas qu'une seule fois, tandis que dans d'autres elles se représentent dans quelques verres seulement, mais d'autres fois elles se retrouvent pendant plusieurs jours de suite. Si on l'aperçoit, *ne fût-ce qu'une seule fois dans cette première période , si équivoque de l'hydrencéphale , lors même qu'aucun symptôme ne peut encore l'annoncer , les accidens nerveux qui la caractérisent ne tardent pas à survenir.*

____

(1) De la Saignée et de son usage etc. , 1815, p. 51.
(Cet ouvrage se trouve à Genève et à Paris chez J. - J. Paschoud.)

Je fus appelé, en 1803, pour voir un enfant âgé de 7 ans, dont le frère, atteint d'une hydrencéphale quelques années auparavant, en étoit mort au même âge. Je trouvai les parens fort alarmés ; cependant la maladie n'offroit que les symptômes d'une légère fièvre catarrhale. Mais en sortant de la chambre, on me fit voir huit verres d'une urine qui, dans les six premiers et dans le huitième, étoit légèrement citrine, sans dépôt ; le septième étoit rempli de particules micacées. Je portai un pronostic fâcheux sur le sort de cet enfant, qui, malgré le traitement le plus actif et, j'ose le croire, le plus judicieux, mourut en effet d'une hydrencéphale idiopathique dans le courant de la troisième semaine.

La présence de ces cristaux semblables à ceux de l'acide boracique, que je crois être de l'urée, paroît être due à un état du cerveau qui agit sur la secrétion des urines, et détermine la formation plus abondante de ce principe particulier à ce fluide ; c'est ce que le fait suivant paroît indiquer.

Une fille âgée de 17 ans, étoit atteinte d'une fièvre rémittente bilieuse d'un caractère douteux, qui faisoit craindre que cette maladie ne se terminât par un épanchement dans les ven-

tricules ; elle avoit tous les jours, à 11 heures
du matin, un redoublement régulier qui commençoit par un violent mal de tête. Elle com-
paroit cette douleur à une main glacée, ou à
une tenaille, qui lui comprimoit fortement le
cerveau ; les urines qu'elle rendoit avant l'accès
étoient citrines, légèrement troublées ; mais
aussitôt que l'accès commençoit, et pendant
toute la durée de ce mal de tête, elles étoient
micacées, et redevenoient troublées à mesure
que la chaleur se développoit.

Je n'ai retrouvé ce dépôt que deux fois dans
d'autres maladies ; c'étoit dans des affections
catarrhales qui sembloient n'avoir aucun rapport avec le cerveau.

Plusieurs maladies changent la proportion
des parties intégrantes de l'urine, suppriment
les unes, en établissent de nouvelles. Dans le
diabète, on ne retrouve presque point d'urée,
elle est remplacée par une substance sucrée ;
l'urine des goutteux rendue pendant l'accès est
différente de celle qu'on obtient lorsqu'il est
terminé ; celle des rachitiques offre un dépôt
de phosphate de chaux, que l'on chercheroit
vainement ailleurs, etc. On doit espérer que
la chimie fournira une séméiotique plus sûre
que n'ont pu l'offrir jusqu'à présent l'apparence
et les changemens physiques de l'urine.

Durée de la maladie.

Whitt suppose que depuis le premier symptôme elle dure quatre, cinq ou six semaines,
et même dans certains cas beaucoup plus long-
temps ; mais cette erreur vient de ce qu'il
n'a pas distingué l'hydrencéphale idiopathique
des hydrencéphales symptomatiques. Fothergill
et Vieusseux disent qu'elle se termine presque
toujours en trois semaines.

L'hydrencéphale idiopathique se termine par
la mort, quelquefois dans l'espace de 8 à 9 jours,
mais le plus souvent dans la troisième semaine :
dans les cas rares de guérison, le danger cesse
frequemment plus tard.

La durée des hydrencéphales symptomatiques
varie beaucoup : celles qui sont la suite de tumeur
ou d'une désorganisation du cerveau, sont ordinairement plus longues, et ont un terme incertain dans leur première période ; tandis que
celles qui arrivent par métastase , ou à la suite
d'une maladie chronique du bas-ventre , mar-
chent avec la plus grande rapidité , quelquefois même emportent le malade dans le court
espace de 2 ou 3 jours, lorsque la maladie première paroissoit devoir durer encore long-

temps : si elle dure plus de cinq à six semaines,
c'est qu'elle devient chronique ; ou si le malade
meurt, on trouve alors une altération et une désorganisation des parois des ventricules.

On rencontre dans les adultes quelques cas
rares d'hydrencéphale idiopathique d'une marche régulière et sans aucune complication, qui,
comme je l'ai dit , se terminent dans le commencement de la troisième semaine ; mais, en
général , j'ai trouvé chez eux la marche plus
lente, parce qu'il survient un état typhoïde ou
une désorganisation du cerveau.

On a aussi confondu l'état aigu avec le chronique , ce qui a fait croire que cette maladie
duroit plusieurs semaines et même plusieurs
années.

Examen cadavérique.

La plupart des auteurs ont confondu l'hydrencéphale , non - seulement avec différentes
maladies des ventricules du cerveau, mais plus
particulièrement avec l'hydrocéphale chro -
nique, qui peut être placée ailleurs que dans
ces cavités, ou qui, ayant produit une altération organique du cerveau, offre des résultats
bien différens de ceux de l'hydrencéphale.

Je n'indiquerai ici que les altérations produites par cette dernière.

Assez souvent la surface extérieure du corps est couverte de taches livides ou d'échimoses, surtout sur le dos, la poitrine et les bras : il n'y a presque jamais de séparation entre les os du crâne ; en les enlevant, on trouve des adhérences assez fortes et très-étendues entr'eux et la dure-mère. Les veines sont injectées par un sang noir ; quelquefois, surtout lorsque l'hydrencéphale n'a pas eu une marche rapide, ou lorsqu'elle a été accompagnée par une violente céphalalgie, il y a un épanchement entre l'arachnoïde et la pie-mère, d'une substance gélatineuse, d'un gris blanchâtre, à demi-concrète, plus abondante dans les circonvolutions cérébrales, semblables à celles que l'on trouve dans les maladies chroniques du cerveau, où les malades ont souffert de grands maux de tête. Dans quelques cas peu fréquens, il y a un léger épanchement aqueux entre les méninges (1).

---

(1) Je n'ai jamais rencontré de cas où l'eau fût exclusivement entre les méninges, ainsi que le rapporte le D.ʳ Rouley (Treatise on a new discovered dropsy, of the membranes of the brain. London, 1801, in-8); ce sont probablement ces cas rares dont le passage à l'état chronique a donné lieu à la formation de ces hydrencéphales, où l'accumulation de l'eau comprime le cerveau, et finit presque par le faire disparoître. Ces

Les vaisseaux sanguins de l'arachnoïde sont également engorgés à la base du crâne, et surtout auprès des nerfs optiques, ce qui n'explique peut-être pas tous les symptômes de l'altération de la vision, comme quelques médecins l'ont écrit, parce que cet engorgement des vaisseaux paroît avoir lieu sur la fin de la maladie, tandis que presque toujours dès la première période l'organe de la vue est déjà altéré.

En faisant des sections transversales dans la substance médullaire, on la trouve souvent parsemée de points rouges, suite de l'engorgement des vaisseaux capillaires.

La substance du cerveau est rarement plus dure que dans l'état naturel; au contraire, dans les cas qui ont duré assez long-temps pour faire croire que la mort a été occasionnée par la maladie primitive du cerveau, et qu'elle n'a pas été due à l'état nerveux de la première période, ou à l'état apoplectique de la dernière, on la trouve le plus souvent molle, blanchâtre; elle est d'autant plus altérée, que l'on s'ap-

____

cas n'offrent pas les symptômes d'hydrencephale; la pupile n'est pas dilatée; les trois périodes ne s'observent pas, etc. Cependant le traitement antiphlogistique de la première période est essentiellement indiqué dans l'une comme dans l'autre maladie.

proche davantage des parois des ventricules.
J'ai vu quelquefois ces parois tellement ramollies, que ce n'étoit plus qu'une bouillie,
dont une partie déjà décomposée flottoit, sous
la forme de petits filamens blancs, dans l'eau
des ventricules, et lui avoit donné une couleur
laiteuse qui troubloit sa transparence.

Dans les hydrencéphales sans complication,
je n'ai jamais trouvé aucun épaississement de
la membrane qui revêt ces ventricules ; quelquefois elle est macérée et détruite en partie,
d'autres fois elle contracte de légères adhérences avec les parois voisines. J'ai trouvé deux
fois une adhérence entre les couches des nerfs
optiques, qui n'étoit pas la commissure mé-
diane de quelques anatomistes. De même aussi
dans quelques cas rares, cette membrane prend
sur une partie de sa surface une teinte très-
légèrement rosée : mais toutes ces traces d'inflammation ne sont pas très-prononcées ; l'a-
rachnoïde ne présente d'altération sensible que
lorsque la substance cérébrable sur laquelle
elle repose est elle-même altérée et ramollie.

Dans le plus grand nombre des cas, on ne
trouve aucune altération quelconque ni des
parois des ventricules, ni de l'arachnoïde ; seulement ces cavités, surtout les latérales, sont
dilatées par le volume de l'eau épanchée.

L'épanchement est plus ou moins répandu dans tous les ventricules, rarement dans un seul, quoique dans quelques cas il soit plus considérable dans l'un que dans l'autre (1), ce

---

(1) Cet épanchement a aussi lieu dans l'hydrocéphale. De Haen, Liv. C, p. 198, dit : Hydropicum alterum fuive ventriculum, alterum, sanum. Ridley, hinc in uno ventriculo, non in altero aqua. — Tulpius parle d'une hydrocéphale qui contenoit deux livres d'eau dans un ventricule, l'autre étoit à sec. Il arrive quelquefois que l'épanchement est d'une nature différente dans l'une et d ans l'autre ventricule, ce qui n'a pas lieu dans les cas d'hydrencephales , excepté dans celles qui sont produites par une chute ou un coup, comme ceci est constaté par tous les auteurs et par l'observation suivante, qui m'a paru assez curieuse pour mériter d'être publiée.

M. D.**** a perdu ses trois enfans d'hydrencephale ; son fils aîné, à l'âge de 4 ans ; le second, à 3 ans, et une fille, à l'âge de 7 mois : — il s'agit ici de cette dernière, qui a eu cette maladie sous la forme acuto-chronique. Peu de jours après la naissance de cet enfant, sa nourrice étant assise et changeant ses langes, la laissa tomber ; la tête frappa le plancher ; cependant l'enfant n'eut en apparence aucune contusion ni échimose, ni aucun symptôme de commotion ; du moins ces accidens, s'ils eurent lieu, furent, ainsi que la chute, tenus cachés. Cependant on ne tarda pas à remarquer que cette enfant avoit la tête plus grosse que de coutume, et qu'elle ne pouvoit presque pas la sou-

que l'on peut attribuer à deux causes différentes :
l'une tient à la position du corps après la mort

---

tenir ; à six semaines elle loucha de l'œil droit ; l'enfant prospéroit, mais n'indiquoit pas de l'intelligence ;
à quatre mois elle prit des vomissemens, des maux de
ventre suivis de selles verdâtres, des convulsions du
côté droit, les pupilles se dilatèrent, elle fut assoupie,
cessa de prendre le sein, elle sembloit devoir expirer
d'une heure à l'autre de foiblesse, suite de l'hydropisie
aiguë du cerveau ; elle prit du vin d'Espagne, du calomel, de la digitale, et elle se rétablit : à cette époque,
quoique mon traitement y eût peut-être concouru, il me
sembla que je devois attribuer sa guérison à quelque
chose de spontané, plutôt qu'à mes remèdes ; ceux-ci
ayant été pris en trop petite dose, et n'ayant par conséquent pu produire aucun effet sensible : elle conserva
de la dilatation dans les pupilles, du strabisme de l'œil
droit ; elle reprit des forces et prospéra autant qu'aucun autre enfant ; elle avoit de l'embonpoint et de
bonnes couleurs, mais elle ne paroissoit acquérir aucune intelligence ; elle ne pouvoit soutenir sa tête qui
se développa considérablement, puisqu'elle offroit 18
pouce, mesurées depuis le nez entre les sourcils le long
de la suture sagittale jusqu'à la base du crâne, et 17
pouces de circonférence des bosses frontales aux pariétaux, etc. : les sutures étoient fort distantes l'une
de l'autre, les os étoient assez flexibles pour que l'on
crût reconnoître la fluctuation ; et je ne doutai nullement de trouver une hydrocéphale externe, c'est-à-
dire, un épanchement entre les méninges. Lorsque

ou pendant l'ouverture ; l'autre, à ce que le
siége de la maladie a occupé plus particulière-

---

l'on pressoit le 'synciput, ou plutôt la fontanelle, on
sentoit une fluctuation évidente ; et une compression
un peu forte et un peu longue déterminoit une dilatation de la pupille très-considérable, qui se dissipoit
lentement. A sept mois, elle eut une nouvelle attaque d'hydrencephale, avec moins de convulsions que
dans la précédente, mais avec beaucoup plus de foiblesse ; la dilatation des pupilles fut complète ; 48
heures avant sa mort, elle cessa de prendre le sein,
et succomba à une légère attaque de convulsions.

Deux de mes confrères, MM. Odier et Maunoir aîné,
assistèrent à l'ouverture. Il n'y avoit pas une seule
goutte d'eau épanchée entre les méninges ; les membranes étoient pâles, décolorées, légèrement engorgées ; les circonvolutions du cerveau étoit presque entièrement effacées, à peine en apercevoit-on quelques traces ; il y avoit une adhérence très-forte entre
le pariétal droit, et la dure-mère : en cherchant à la
séparer, il se rompit un kiste qui contenoit environ
demi-livre d'une bouillie de la couleur et de la consistance du chocolat, mêlée de caillots, et de la substance du cerveau toute décomposée. Ce kiste étoit
le ventricule droit lui-même, mais tellement altéré
qu'il n'étoit plus reconnoissable. Le ventricule gauche
étoit dilaté au point de contenir près de douze onces
d'une sérosité limpide, transparente comme de l'eau,
non coagulable par la chaleur. La substance du cerveau étoit tellement amincie qu'elle avoit à peine

ment l'un des ventricules, ou l'un des hémisphères du cerveau. Alors, par suite de l'inflammation, la communication du ventricule
malade avec les autres est oblitérée, d'où il
résulte que l'épanchement a lieu dans celui-là
et non pas ailleurs. C'est ce que l'on a appelé,
dans la maladie chronique (*hydrops encepha-
lodes dimidiatus*). Au reste, ceci a lieu assez
souvent dans les apoplexies, où l'un des ventricules contient un épanchement de sang, et
l'autre une eau limpide (1); ou même on

---

quelques lignes d'épaisseur. Le troisième ventricule
n'existoit plus. En renversant le corps, on ne faisoit
point sortir d'eau de la moelle épinière. Il n'y avoit
nulle part des traces d'inflammation dans la membrane qui tapissoit le ventricule gauche. L'ossification
de la boîte osseuse étoit incomplète, les sutures offrant de fortes membranes, qui probablement se seroient ossifiées par la suite : l'ossification du pariétal
droit étoit assez incomplète pour qu'il fût percé dans
son milieu comme d'un large trou, recouvert d'une
membrane pareille à celle des sutures.

Cette histoire présente quelques rapports dans son
examen cadavérique avec celle de M. Chiseau de Nantes,
publiée dans le journal de Sedillot, vol. 6, p. 285.

(1) Ces faits contredisent l'opinion du savant D.ʳ Gall,
qui (Anatomie et physiologie du système nerveux, in-4,
pag. 296) ne croit guère possible qu'il puisse exister
une hydrencéphale considérable d'un seul côté. Il n'a

trouve un épanchement dans l'un, et rien dans l'autre (1).

---

probablement pas réfléchi, que l'hydrencephale chronique étant le plus souvent la suite d'un état inflammatoire, peut avoir lieu dans un seul ventricule; par-là, ses trous de communication seront oblitérés, et l'épanchement sera contenu dans ce seul ventricule, exclusivement à tous les autres.

(1) Un maître jardinier âgé de 60 ans eut, dans le milieu du mois de janvier 1800, une fièvre catarrhale, qui ne l'obligea pas de garder le lit, et dont le symptôme principal fut des maux de tête. Cette fièvre céda, après quelques jours, à des applications de sangsues, et à quelques légers purgatifs. Cependant, le malade resta languissant, je dirai même qu'il perdoit visiblement ses forces, sans que l'on pût apercevoir qu'une partie du corps fût plus foible que l'autre. Mais dans le commencement d'avril, il survint un état d'imbécillité qui augmentoit lentement aussi, et devenoit fort alarmant; à cet état, se joignit une apathie morale pour tout ce qui l'intéressoit auparavant. — Je lui donnai différens remèdes toniques, sans en obtenir la plus légère amélioration. Bientôt le malade ne répondit plus que par monosyllabes; il devint comme étranger à tout ce qui se passoit autour de lui; il avoit des absences complètes de mémoire : — il lui survint une difficulté d'uriner, avec quelques légères douleurs de ventre. Un de mes confrères, appelé en consultation, conseilla la graine de moutarde, qui parut produire quelque bon effet : — à la suite d'une aggravation subite de symptômes, je fus appelé auprès de lui, sur la fin

Dans un cas, j'annonçai que l'un des ventricules contiendroit un épanchement plus considérable que les autres, à cause d'un état d'engorgement des veines, et de la rougeur d'un des côtés de la tête, du cou et de la joue; et l'ouverture confirma mon pronostic (1).

du mois d'avril; ayant passé 8 jours sans le voir, je le trouvai fort accablé, le pouls dur, la figure haute en couleur; se plaignant d'un violent mal de tête qui lui étoit survenu dans la matinée. Je fis appliquer quelques sangsues; il eut pendant la nuit une attaque d'apoplexie, avec hémiplégie du côté gauche, et de fortes convulsions du côté droit: — il y eut une diminution des symptômes pendant le second jour, mais il succomba à une nouvelle attaque au commencement du quatrième.

A l'ouverture, nous trouvâmes des adhérences considérables entre la dure-mère et le crâne, une substance gélatineuse concrète entre l'arachnoïde et la pie-mère, qui remplissoit les circonvolutions cérébrales. L'hémisphère gauche du cerveau étoit dans un état de ramollissement remarquable: — l'hémisphère droit étoit sain; le ventricule gauche ne contenoit pas une goutte d'eau, tandis que le droit en étoit distendu, ainsi que le canal de la moelle épinière.

(1) C'est dans la maladie aiguë, mais surtout dans certains cas chroniques, que l'on voit distinctement la communication des ventricules latéraux entr'eux et avec le troisième par les trous de Monro, découverte que ce célèbre anatomiste rapporte à l'année 1753 (Three

Il arrive quelquefois, par suite de fièvres
malignes , ou de maladies aiguës du cerveau ,

---

treatises on the brain, eyes, ear, etc., Monro, Edimb.,
1797, in-4), et à laquelle il met beaucoup d'importance, quoique cette communication fût admise, depuis Varole, par la plupart des auteurs. Portal (Anat.
pathol., p. 42, et Mém. Ac. Sc.) dit qu'elle ne se trouve
pas constamment : elle a été méconnue par le célèbre
D.ʳ Gall, qui dit (pag. 314, Anatomie et Physiq.):
« *Monro et plusieurs anatomistes admettent dans cette
cloison une ouverture particulière , dans laquelle les
deux cavités latérales communiqueroient entr'elles. Malgré l'attention la plus soutenue , nous n'avons pas pu
trouver cette ouverture , même dans les hydrocephales ,
où cette cloison est très-distendue.* » J'ai constamment
trouvé cette communication dans les cas où il n'y a
pas eu un état morbide particulier qui en avoit obli-
téré l'une ou l'autre. Je conserve dans de l'esprit-de-
vin la préparation du cerveau d'un sujet âgé de 12 ans,
atteint d'une hydrencépale chronique qui avoit commencé à l'âge de quinze mois, à la suite d'une hydrencéphale idiopathique. L'enfant, jusqu'à l'âge de
7 ans, ne pouvoit pas marcher, et avoit de la peine
à soutenir sa tête. A cet âge, il se fortifia, et grandit
assez pour qu'il n'y eût pas de difformité notable entre
la proportion de la tête et le reste du corps, pour qu'il
fît même plusieurs jeux d'enfant. Il étoit très-vif, très-
malin ; il avoit l'ouïe d'une finesse remarquable, la
mémoire excellente ; il jouissoit, dans un degré supérieur aux autres enfans, de ses facultés intellec-

4

que les malades conservent des vertiges, des
douleurs de tête, des lésions des organes de

---

tuelles. A 12 ans, il prit une fièvre catarrhale, de
l'oppression, de la toux, des crachats sanguinolens ;
il mourut au commencement de la troisième semaine,
sans aucun accident du cerveau, mais par un embarras
des poumons. A l'ouverture, je trouvai les circonvolutions des lobes antérieurs et supérieurs, non pas entièrement effacées, mais peu profondes, et le corps cal-
leux plus élevé entre les hémisphères que dans l'état
ordinaire ; au toucher, une fluctuation bien marquée
dans toute la surface du cerveau. Les ventricules latéraux contenoient environ 12 à 15 onces d'une sérosité transparente, dans lesquelles flottoient quelques
particules blanches concrètes ; ils étoient dilatés, au
point que, mesurés, ils ont donné les dimensions suivantes : diamètre antero-postérieur au niveau des couches optiques, 5 pouces ; du trou de Monro à la partie
supérieure de la voûte, 3 pouces $\frac{1}{4}$; du même point à
l'extrémité de l'ergot de Moran, 7 pouces $\frac{1}{2}$; *le trou
de Monro d'avant en arrière, 9 lignes ; du haut en
bas, 4 lignes ;* la commissure des couches optiques
a 8 lignes de long ; l'épaisseur de la substance médullaire, grise dans tout le partour supérieur des ventricules, n'a qu'un demi-pouce d'épaisseur. Le cinquième
ventricule a 2 pouces 5 lignes de long ; ses parois offrent plusieurs déchirures, qui donnent à la cloison
transparente, par leur épaisseur, l'apparence des co-
lonnes charnues du ventricule gauche du cœur. Le
troisième ventricule est un peu plus grand que dans

l'ouïe, de la vue, ou des facultés intellectuelles, et qu'ils meurent subitement. A l'ouverture de la tête, on trouve, outre des lésions organiques particulières, une grande accumulation d'eau dans les ventricules; mais on ne doit pas considérer ces cas comme étant des hydrencéphales, parce que l'épanchement seul ne constitue pas la maladie.

La cloison transparente est le plus souvent intacte, ou du moins elle n'est pas autant altérée qu'on le croiroit d'abord, en réfléchissant à l'extension qu'elle doit éprouver; mais on la trouve quelquefois déchirée, ou percée de trous irréguliers, comme un réseau ou une dentelle; assez souvent elle paroît comme épaissie, et semble avoir perdu sa transparence.

Un homme rempli d'intelligence, mais sourd et muet dès l'âge de 8 ans, à la suite d'une hydrencéphale survenue dans la convalescence

---

l'état naturel. Le quatrième n'étant pas développé, n'offre aucune différence de l'état naturel.

On ne doit pas chercher les trous de Monro dans la cloison transparente, ils sont formés par un vide ou fissure qui existe entre cette cloison et la couche des nerfs optiques. Ce qui établit une communication des extrémités antérieures des ventricules latéraux avec la partie supérieure et antérieure du troisième.

d'une petite vérole, mourut de marasme à l'âge de 55 ans. Je trouvai le cerveau dur, consistant, — les ventricules latéraux fort développés et contenant 2 à 3 onces de sérosité qui ne remplissoit pas leur capacité tout entière ; — la cloison transparente étoit amincie, surtout dans la partie moyenne, à tel point, qu'on eût dit qu'il en manquoit une grande partie, et que les deux ventricules communiquoient entr'eux librement ; — le reste du cerveau étoit sain en apparence. Tandis que dans le jeune Chomel, que j'avois soigné il y a 17 ans (il étoit alors âgé de 2 ans) pour une hydrencéphale dont il étoit resté sourd et muet, avec un état de folie qui le fit tomber dans l'idiotisme ; je trouvai le cerveau d'une consistance remarquable, les ventricules latéraux étoient fort développés ; ils contenoient un épanchement considérable ; la lame de la cloison transparente du ventricule droit étoit de consistance et de couleur ordinaire, celle du côté gauche, fort épaissie, étoit remarquable par sa dureté ; ces deux lames laissoient un écartement très-grand entr'elles, et formoient ainsi le 5.ᵉ ventricule, le plus développé que j'aie rencontré, même dans l'enfance. — Le reste du cerveau étoit sain en apparence.

J'ai trouvé dans un jeune sujet les parois de

cette cloison séparées l'une de l'autre, et leur intervalle rempli d'eau, qui me parut, ainsi qu'à MM. les docteurs Mayor et Butini fils, communiquer avec le 3.ᵉ ventricule par une ouverture située immédiatement au-dessus de la commissure antérieure (1). Néanmoins, dans quatre autres cas, l'eau contenue dans cette cavité n'avoit aucune communication avec celle contenue dans les autres ventricules; et j'ai cru remarquer que cette cloison, dans laquelle, depuis Vieusseux, plusieurs anatomistes ont admis une cavité dont quelques-uns forment un 5.ᵉ ventricule, avoit ses lames d'autant plus séparées que les sujets étoient plus jeunes, et qu'elles s'oblitéroient en vieillissant.

Ce que les auteurs ont peu observé, et que j'ai trouvé dans presque tous les cas, c'est un épanchement assez considérable et de même nature, qui a constamment lieu dans le canal vertébral; on l'obtient en inclinant le cadavre. Est-ce la raison pour laquelle il y a dans certains cas, indépendamment de la sympathie que

____

(1) M. Baillie (Morbid. Anat. 2.ᵈ édit. 1797, p. 439, raconte que M. Home a trouvé dans le troisième ventricule un épanchement qui s'étoit fait jour à travers les lames de la cloison transparente, sans communiquer avec ventricules latéraux.

le cerveau exerce sur les intestins, des maux
de ventre et des vomissemens? Peut-être devroit-on appliquer dans ces cas les vésicatoires
le long de la colonne vertébrale. D'où vient
cet épanchement? est-il dû à la même cause
que celle qui le produit dans les ventricules?
l'inflammation s'étendroit-elle dans la cavité du
rachis? l'hydrencéphale ne seroit-elle qu'une
partie d'une maladie qui s'étendroit dans tout
le canal vertébral? ou bien l'épanchement s'y
répandroit-il à mesure qu'il se forme dans les
ventricules? Lorsque l'on comprime la tumeur
du spina-bifida, elle disparoît, et par-là on
occasionne des symptômes de convulsions et
de compression du cerveau. Il seroit curieux
de rechercher s'il n'y a pas des cas dans lesquels
un changement de position du malade diminue
les symptômes de compression, puisque lorsqu'il est couché la tête basse, il doit y avoir
une accumulation du fluide épanché dans la
partie postérieure des ventricules; et lorsqu'il
sera assis la tête inclinée en avant, l'eau s'écou-
lera plus facilement par les trous de Monro dans
les 3.ᵉ et 4.ᵉ ventricules; mais ensuite par où, et
comment pénétrera-t-elle dans le canal vertébral?

Du moins dans quelques cas chroniques les
malades n'éprouvent de soulagement qu'en ap-

puyant leur tête inclinée en avant. — L'observation que rapporte Bonnet (1) indiqueroit que
l'eau contenue dans les ventricules se porte,
suivant la position de la tête, dans le canal vertébral, et produit alors immédiatement de la
toux et de l'oppression.

Sujet neuf de recherches. Il est difficile de
déterminer jusqu'à quel point il influence toute
la marche de la maladie, ou la complique.

L'épanchement contenu dans les ventricules
est une sérosité limpide et très - légèrement
pâle, assez semblable à du petit-lait clarifié ;
il varie de 1 à 5 ou 6 onces. Il est d'autant
plus considérable, que la maladie aiguë a duré
plus long-temps ; *et vice versâ ;* car dans des
cas extrêmement rares, mais qui ont jeté beaucoup d'obscurité dans la pathologie, on n'en
trouve pas du tout : alors la maladie a été très-
violente et très-courte, et l'on trouve toujours
les signes d'un engorgement sanguin plus considérable, soit des membranes, soit du cerveau,
que dans les autres cas.

Je n'ai jamais trouvé cette sérosité coagulable, quoique je l'aie souvent essayé par les
acides minéraux, et surtout par la chaleur, qui

______

(1) Sepulch. amat., T. I, Obs. 6, p. 381.

la fait évaporer en entier, ne laissant sur la
cuiller qu'une légère pellicule blanchâtre ; ce
qui avoit déjà été observé par Stalpart Vander
Viel (1), ce qui seroit d'autant plus remarquable si elle étoit une secrétion de l'arachnoïde, qui est une membrane séreuse. Ce
fait a été révoqué en doute par plusieurs célèbres physiologistes (2), et récemment par
M. Bailly (3). Au reste, cette partie de son

---

(1) T. II, p. 114, coagulationis experi.

(2) Voy. Bichat, Traité des membranes, et princi-
palement de l'arachnoïde, art. 8, p. 216. — De Haen ,
Rat. meden., T. 1, p. 218, 230 et 342, remarque d'après
Bellinous et Boerhaave , que l'eau des ventricules n'est
jamais coagulable. Haller (Elem. physiol., T. 4 et 45)
cite les auteurs Pechlin, Lapegronie, Brumer etc.,
qui considéroient cette sérosité comme coagulable, et
d'autres, au contraire, comme Malpighi, etc. , qui di-
soient qu'elle s'évaporoit en entier, étant exposée à
la chaleur. Haller paroît avoir adopté la première
opinion.

La sérosité contenue dans les hydatides ne se coa-
gule pas, selon Bloch, par les acides minéraux, ni par
la chaleur, etc. (Traité de la génération des vers, p. 51).

(3) *The water is of a purer colour, and more limpid ,*
than what is found in dropsy of the thorax , or ab-
domen. It appears however tobe generally of the same
nature with the water that is accumulated in both of
those larges cavilie. In some trials which I have

ouvrage, plein de faits et d'observations du plus grand intérêt, me paroît peu exacte, parce qu'il n'a pas distingué les altérations produites par

---

made, it partly, coagulated upon the application of the common acids, exactly like the water in hydrothorax and ascites, or like the serum of the blood. But there is much variety in the quantity of the coagulable matter. In some instances the water in hydrocephalus contains a very small proportion of coagulable matter, and in others it is almost entirely free from it. This variety may probably depend upon some difference in the action of the small bloodvessels which pour the fluid ont.

Le Docteur Marcet F. R. S., a publié (2.^d volume des Transactions medico - chirurgicales de Londres, volume 2, seconde édition, 1813, p. 351) une analyse chimique des sérosités produites par l'hydropisie de différentes cavités. Il a trouvé, comme on devoit le prévoir, des résultats semblables, sinon identiques entre l'analyse de l'épanchement contenu dans la spina bifida, et celle de l'hydrencéphale. Il termine ainsi cette partie de son mémoire, que je regrette de ne pas rapporter tout entier.

Récapitulation. On peut conclure de ce qui précède, que 1000 grains de fluide contenu dans le spina bifida contiennent : eau   988 60 grains.

Matière animale muco - extrative avec un vestige d'albumine, réduite à une masse sèche spongieuse, brul'hydrencéphale avec celles qui proviennent de l'hydrocéphale chronique.

---

nâtre, sur le point d'être charbonnée   2   20 grains.

Muriate de soude, chauffé jusqu'au degré d'ignition commençante,   7   65

Soude, réduite à l'état de sous-carbonate avec un vestige de sulfate alkalin, chauffé jusqu'au degré d'ignition commençante,   1   35

Phosphate de chaux et phosphate de fer dans une quantité qui n'excède pas   0   20

Ce qui fait un total de 11,4 grains de matière solide par le degré de chaleur indiqué pour 1000 grains de sérosité, dont 2,2 grains sont de matière animale, et 9,2 grains de substances salines.

Du fluide de l'hydrencéphale interne.

Ce fluide en tout exactement semblable à celui de spina-bifida ; la seule différence fut la découverte de la magnésie, mêlée avec une masse charbonnée indissoluble dans l'eau après l'incinération du résidu, ce que l'on auroit probablement obtenu du fluide du spina-bifida, si on eût traité son résidu avec autant de soins.

Les résultats furent que les parties

Cet état de coagulation, dont il parle, de l'eau épanchée dans les cavités du cerveau, est peut-être dû alors aux mêmes causes qui, dans certains cas d'hydropisies chroniques, produisent des urines coagulables.

Je n'ai jamais trouvé de pus dans l'hydrencéphale soit idiopathique, soit symptomatique, ni dans les ventricules, ni à la surface, ni à la base du cerveau, quoique dans presque tous les cas on trouve, ainsi que je l'ai dit, un engorgement sanguin plus ou moins considérable,

---

solides contenues dans 1000 grains de fluide de l'hydrencéphale paroissent consister dans eau,

consister dans eau,	990	80 grains.
Matière muco-extractive avec des traces d'albumine desséchée comme dans l'analyse précédente,	1	12
Muriate de soude,	2	64
Sous carbonate de soude avec des traces de sulfate alkalin,	1	24
Phosphate de chaux avec des traces de phosphate de magnésie et de fer,		20
	1000	00

Ce qui fait un total de 9,2 gr. de matière solide composée de 1,12 gr. de matière animale et de 8,08 grains de matière saline pour 1000 g. de ce fluide.

selon la rapidité ou la lenteur de la maladie,
engorgement qui me paroît être le plus souvent
une suite de l'apoplexie, des convulsions, ou
de la foiblesse qui termine la maladie.

Il faut donc distinguer dans ces ouvertures
ce qui appartient à la cause de la maladie, d'avec
ce qui est un effet consécutif des symptômes
qui la terminent.

Le plexus choroïde offre souvent un chapelet
de kystes, depuis la grosseur d'un grain de
millet à celle d'une noisette, transparens, pleins
d'eau, qui ne sont pas des vers polycéphales, ou
hydatides cérébrales ; mais c'est une maladie particulière du système lymphatique, ou veineux,
dont le développement ne paroît pas être une
suite de l'hydrencéphale. Ces kystes (1) acquiè-

____

(1) On retrouve soit entre les méninges, ou à la
surface du cerveau, ou dans sa substance, des kistes
aqueux, soit des tænia-hydatigena, maladie commune
aux moutons, —soit des tumeurs enkistées, renfermant
un liquide qui n'a aucun rapport avec celui contenu
dans les ventricules.—Ces vers vésiculaires, ou ces
différens kistes occasionnent des symptômes de compression et de maladies organiques du cerveau, à la
manière des tumeurs; mais elles ne produisent pas
des symptômes d'hydrencephale ; c'est une maladie essentiellement différente, qui se termine quelquefois par une mort subite, surtout si la rupture du

rent quelquefois un volume considérable chez les personnes âgées qui meurent de maladies du cerveau.

Assez souvent on trouve une altération organique du cerveau, particulièrement du pont de Varole, des corps olivaires, du cervelet; ou des tumeurs, des tubercules, des kystes de différentes grosseurs, qui offrent un commencement de suppuration, ou de ramollissement de la substance cérébrale, ce que l'on a attribué avec beaucoup de probabilité à une cause ou à une conversion scrofuleuse. Mais ceci rentre dans les cas particuliers de cette maladie, qui ne doivent pas être considérés comme des effets ordinaires, suite de l'hydrencéphale idiopathi-

---

kiste a lieu dans les ventricules. Voy. Morrah. Trans. med. chir., vol. 2, p. 264 , an 1813. — Cas d'hydatide dans l'hémisphère droit.

Mém. des Sav. étrangers, 111. p. 452, hydatide, paralysie et hydrencephale. — Sepulchret, anatom., Sect. 1, Obs. 116, 117, 118.

Lieutaud, p. 3, Obs. 272.—Morgagni, ep. 1, art. 8 et 9. Miscell. med. phys., dec. 1, an 3, Obs. 129, fol. 205.— pr. les mêmes.

Post convulsiones, et sopores cerebrum plenum pustulis aqueis, Barthólin, hist. 80, art. 3. Stalpart, vol. 1, p. 10., hist. curieuse d'une quantité d'hydat. trouvées dans le cerveau.

que, mais comme une des causes qui produit la maladie symptomatique.

Il en est de même de ces cas où l'on a trouvé les viscères du bas-ventre plus ou moins altérés, surtout le système lymphatique du foie et du mésentère, ce qui se lie encore essentiellement avec l'histoire des hydrencéphales symptomatiques, et dès-lors doit être indiqué comme un objet de recherches neuves, qui jetteront un grand jour sur cette maladie, et ne peuvent pas être décrites comme appartenantes à la maladie première.

On a trop négligé l'examen de toutes les cavités, croyant que l'unique siége de la maladie étoit toujours dans la tête, et par-là on en a perdu une des parties les plus intéressantes de l'autopsie cadevérique.

Un fait remarquable à signaler, c'est un épanchement dans le péricarde, souvent assez considérable, sans cependant qu'on eût raison de le soupçonner, quoique pendant le courant de la maladie il y eût eu quelquefois une chaleur remarquable dans la région du cœur.

Il résulte donc de cet examen cadavérique, que dans les morts promptes il y a peu d'eau, ou que même il n'y en a pas du tout, et qu'il y a beaucoup d'engorgement sanguin; que lors-

que la maladie a duré trois semaines ou plus,
il a beaucoup d'eau et moins d'engorgement;
et que c'est toujours dans le centre du cerveau,
soit dans les parois de la cloison transparente,
soit dans celles des ventricules, que l'on trouve
dans certains cas un ramollissement dans la
substance cérébrale, souvent même une désorganisation. Ce qui établit là le siége de la maladie, tandis que l'arachnoïde est le plus souvent saine en apparence, n'offre que de légères
traces d'inflammation, ou n'est sensiblement
altérée que là où elle est en contact avec la
substance cérébrale elle-même altérée. Il y a
donc, et l'engorgement extérieur subséquent
commun aux affections comateuses, et l'état
morbide des parois des ventricules, siége de
la maladie, état irrévocablement produit par
la cause de l'hydrencéphale; tandis que l'arachnoïde ne paroît être que secondairement
altérée selon ses rapports avec la substance cérébrale, excepté dans quelques cas de complication particulière.

Quoique l'on pût trouver dans ceci quelque
rapport avec une maladie décrite dans le Dic-
tionnaire des Sciences médicales, vol. 4, sous
le titre de Cephalite, cette terminaison par un
ramollissement de la substance médullaire, plus

ou moins étendu, dans les parois des ventricules, diffère de la céphalite (à laquelle je rapporterai le cas décrit page 47) en ce que, dans celle-ci, ni les symptômes, ni la marche ne sont pas les mêmes, et qu'elle peut avoir son siége dans tout le cerveau, — tandis que les cas où j'ai trouvé un état analogue dans les ventricules avoient constamment offert la marche et les symptômes propres à l'hydrencéphale ; seulement la maladie avoit duré assez longtemps pour offrir cette terminaison, moins fréquente, à la vérité, que celle où l'on ne trouve qu'un épanchement considérable d'eau, sans aucun symptôme évident d'inflammation ou d'altération organique des ventricules.

ÉPOQUE DE DE L'ÉPANCHEMENT, ET SES SIGNES.

A quelle époque de la maladie se fait l'épanchement, et à quels signes peut-on le reconnoître ?

L'on n'a pas des faits assez positifs pour résoudre ce problème médical, dont la solution seroit de la plus haute importance pour le traitement. S'il est vrai qu'on puisse diviser cette maladie en périodes d'irritation ou d'inflammation, et en période d'atonie ou d'épanchement et de compression, c'est par la médecine vétérinaire qu'on y parviendra, en faisant sur l'état pathologique des recherches bien plus utiles que toutes ces opérations cruelles dont on a tourmenté de malheureux animaux, dans le but, le plus souvent illusoire, de déterminer des points douteux de physiologie. Cette carrière, neuve encore, donnera d'aussi grands résultats que ceux de l'examen cadavérique, puisque celui-ci n'indique pas toujours nécessairement la nature de la maladie.

Plusieurs animaux sont sujets à cette maladie, entr'autres les veaux et les chiens. J'avois, en 1800, un jeune épagneul âgé de 6 mois, qui fut atteint d'une maladie où je voyois un nombre suffisant de symptômes pour supposer quelque affection du cerveau. Il avoit langui pendant quelques jours; il prit de l'accablement, de la foiblesse; les pupilles se dilatèrent; il eut des attaques de convulsions; les extrémités postérieures se paralysèrent, etc. Il périt après dix ou douze jours de maladie décidée. Je fus curieux d'en faire l'ouverture. Je trouvai dans les ventricules un épanchement considérable de sérosité. Je ne pensois guère à tout l'intérêt qu'une pareille observation pouvoit me présenter. Dès-lors, je n'ai pas eu occasion de revoir un cas semblable.

On regarde assez généralement la dilatation de la pupille comme un signe d'épanchement; cela peut être vrai dans plusieurs cas, mais ce ne l'est pas dans tous ; ce symptôme peut dépendre aussi de l'état nerveux, et non pas uniquement de la compression produite par l'épanchement, puisqu'on le retrouve pendant les convulsions, et qu'il manque dans quelques cas, à la vérité extrêmement rares, ce qui est peut-être dû alors à une complication particulière d'irritation d'une partie du cerveau. Dans d'autres cas, il cesse après avoir existé pendant quelques jours, et pourtant on trouve de l'eau. Mais si, avec cette dilatation de la pupille, il y a des attaques de convulsions successives dont chacune tend à l'augmenter, que le pouls soit devenu lent, on peut présumer que l'épanchement se fait dans les uns par secousses, dans d'autres, plus lentement et d'une manière plus uniforme dans le courant de la seconde période.

QUELS SONT LES ENFANS LE PLUS SUJETS A L'HYDRENCÉPHALE.

LES enfans le plus sujets à l'hydrencéphale, surtout lorsqu'il y a eu déjà quelques exemples de cette maladie chez leurs proches parens, sont ceux qui ont un esprit vif, précoce, un tempérament délicat, foible, un corps fluet, un teint pâle et une prédisposition aux maladies inflammatoires ; ainsi que d'autres, par des causes différentes, qui ont les yeux et les cheveux noirs, la figure colorée, un tempérament sanguin, fort, robuste : encore est-il bon de faire observer qu'il faut de plus une prédisposition, très-souvent inapercevable, car une cause très-légère en apparence produira la maladie chez un sujet, tandis qu'une plus considérable ne causeroit aucun accident chez le plus grand nombre. Cette prédisposition consiste peut-être dans une foiblesse relative du système nerveux en général, et du cerveau en particulier ; aussi je crois que la maladie est plus fréquente dans les villes que dans les campagnes, ce qui du moins me paroît évident pour plusieurs des espèces symptomatiques.

Quoique l'hydrencéphale ne soit strictement pas une maladie héréditaire , cependant il est rare que dans une famille un seul enfant en soit atteint , et j'en ai soigné plusieurs dont le père et la mère avoient eu des frères ou des sœurs qui y ont succombé ; c'est un des points de l'histoire de la maladie sur lesquels les médecins sont le plus d'accord : je ne puis pas dire qu'elle soit, comme quelques-uns le pensent , moins fâcheuse lorsqu'elle est héréditaire , mais je l'ai vue plus fréquemment prévue et guérie dans sa 1.re période , chez les enfans de famille atteinte de cette maladie , que dans les autres, ce que j'ai attribué aux soins que les parens prenoient d'éviter toutes les causes occasionelles , et à la défiance du médecin , qui prévoyoit de loin la maladie ; car , on ne sauroit trop le répéter, lorsque la maladie est déclarée, les secours de la médecine arrivent bien tard.

Il est difficile d'expliquer cette hérédité de maladie , qui dépend peut-être de ce que les constitutions pareilles sont le résultat d'une organisation semblable, et que dès-lors les mêmes maladies doivent se reproduire au même âge, lorsqu'il y aura un concours de circonstances propres à développer cette identité constitutionnelle; c'est peut-être par une suite de cette

hérédité que l'on a regardé les scrofules comme
une des causes principales de prédisposition à
l'hydrencéphale, ce qui est vrai pour la plupart des familles où un grand nombre d'enfans
a été enlevé; mais cette cause m'a paru donner
lieu plus particulièrement à la plus grande partie
des hydrencéphales symptomatiques, soit parce
que le vice scrofuleux se développe d'une manière différente et sur différens organes, selon
l'époque de la vie, soit parce qu'il dispose constamment à une sorte d'inflammation, soit encore parce que c'est de toutes les maladies celle
qui offre le plus de conversion. Ainsi on trouve
des hydrencéphales, suite de maladies produites par des tubercules du cerveau, des poumons, du foie et surtout du mésentère; et,
dans quelques-uns de ces cas, sa marche est
d'une rapidité extrême, toujours mortelle et
comme le terme d'une maladie chronique. On
a vu des cas, rares à la vérité, d'hydrencéphale
dont la guérison a été suivie immédiatement de
développement scrofuleux des glandes du cou,
mais les scrofules sont une des causes prédisposantes à une des formes les plus fréquentes
de la maladie et non pas à toutes; on ne doit
pas trop généraliser cette cause, comme on n'a
cessé de le répéter d'après les opinions de Per-

cival (1) contenues dans un mémoire, d'ailleurs fort intéressant, mais qui renferme des aperçus que l'expérience n'a pas tous sanctionnés.

J'ai vu un très-grand nombre de cas idiopathiques et symptomatiques où l'on ne pouvoit en aucune manière soupçonner cette cause, et où personne dans la famille n'étoit encore mort d'hydrencéphale. Je connois aussi des familles nombreuses où il n'y a jamais eu un seul exemple de cette maladie, quoiqu'elles soient évidemment atteintes de scrofules.

Age, sexe, saisons.

J'ai cru que la manière la plus sûre de savoir dans quel sexe, à quel âge et dans quelle saison cette maladie étoit la plus fréquente, c'étoit de faire le relevé des 10 dernières années de nos registres mortuaires.

CALVIN, aussi grand homme d'État que célèbre réformateur ; ce génie auquel Genève doit ces institutions, source première de sa gloire, Calvin établit dès l'année 1543 un règlement de police en vertu duquel on ne peut pas enterrer un corps avant que la mort n'ait

______

(1) Med. Fact. and Obs., V. 1, p. 129.

été constatée par un officier de santé pourvu de cet office. Il est tenu d'inscrire sur les registres publics les nom et prénom du défunt, son âge, la cause présumée de sa mort, sa profession, ainsi que le quartier de la ville qu'il habitoit : on peut compter sur leur exactitude pour ces 20 dernières années, puisqu'ils ont été tenus par feu M. Terras, docteur en chirurgie, auteur de plusieurs bons ouvrages, et qu'ils ont été corrigés deux fois chaque mois par la réunion de la Faculté de médecine.

C'est d'après ces registres que j'ai rédigé les tables ci-jointes, dont j'ai retranché la première année de la vie, qoiqu'il y ait eu à cet âge des hydrencéphales constatées par l'examen cadavérique, dont quelques-unes ont été communiquées par ceux de mes confrères qui les avoient soignées; mais il y a pour cette époque de la vie une sorte d'incertitude sur la véritable cause de la mort, parce que nombre d'enfans n'ont pas été vus par des médecins, ou parce qu'étant mis en nourrice à la campagne, ils y meurent, et ne sont rapportés chez leurs parens que pour faire inscrire leurs noms sur l'etat civil, ce qui jette assez de doute sur la natûre de la maladie à laquelle ils ont succombé.

On trouve dans les 10 dernières années 209

morts, dont 104 garçons et 105 filles ; les 6 premières années sont remarquables en ce qu'elles ont emporté 154 individus, ce qui est à peu près les trois quarts de la totalité ; à l'âge de 2 à 5 ans, la mortalité est considérable jusque vers la 7.ᵉ année, ce qui vient probablement moins à cet âge du travail de la dentition, que de ce que cette époque est peut-être le terme de la vie de plusieurs enfans foibles ou délicats atteints de maladies chroniques qui se terminent par une hydrencéphale symptomatique. Dès-lors elle ne paroît plus se joindre avec aucun état pathologique. Elle est plus fréquente dans les mois de février, mars, avril et novembre, saisons des fièvres éruptives et catarrhales ; elle a avec ces dernières les plus grands rapports : c'est du moins dans ces épidémies qu'on voit beaucoup plus d'hydrencéphales qu'à aucune autre époque ; peut-être est-ce la raison pour laquelle il y en a moins dans les années où la constitution bilieuse prédomine, comme cela arriva d'une manière remarquable en 1809, ce qui a fait croire à quelques médecins que cette maladie devenoit plus rare.

J'ai obtenu le même résultat des tables mortuaires pour les années 1795, 96, 97, ce qui prouve que la mortalité n'a pas varié ; au reste, comme elle est plus liée avec l'état physique de l'enfance, il n'est pas étonnant qu'elle soit assez généralement répandue dans tous les mois : elle attaque presque exclusivement depuis le travail de la première dentition jusqu'à l'âge de 8 ans ; dès-lors, elle devient de plus en plus rare.

Dans la première année de la vie, elle est plus fréquente que les auteurs ne le croient, et elle se termine alors plus facilement par un état chronique, soit parce que les os cèdent, soit probablement par d'autres causes peu connues. J'ai vu et constaté par l'examen cadavérique, des hydrencéphales chez des sujets adultes ou plus avancés en âge, quoiqu'elle soit alors plus fréquemment symptomatique : elle présente, comme je l'ai déjà dit, dans les cas rares idiopathiques, une régularité telle, qu'on pourroit la décrire comme le type de la maladie.

Je ne citerai de ma pratique que ceux où le pronostic fut confirmé par l'ouverture, et qui ont été suivis avec moi par différens de mes confrères.

M. Magnin, geolier des prisons, âgé de 25 ans ; Croisier, âgé de 19 ans, tous deux cas idiopathiques ; Baylon, serrurier, âgé de 29 ans, métastase d'une douleur de rhumatisme qu'il avoit au bras, dont il se plaignoit depuis

5 ans, et qui se porta tout-à-coup sur le cerveau. Melle D.^r, âgée de 28 ans ; l'hydrencéphale avoit commencé par des symptômes prononcés de phthisie pulmonaire, qui ont disparu à mesure que ses facultés intellectuelles se dérangèrent ; cet état, qui n'étoit pas assez violent pour nécessiter la réclusion, cessa graduellement pour faire place à l'hydrencéphale : l'état de phthisie dura 6 mois ; celui de manie, 2 mois, et la dernière maladie, environ 20 jours.

M.^{de} Gojas, âgée de 32 ans, à la suite d'un coup de soleil reçu le jour de la Pentecôte 1803. Jacques, âgé de 30 ans, par suite de tumeurs dans le cervelet, en novembre 1815.

ANNÉES.		GARÇONS.	FILLES.	G. et F. RÉUNIS.	ANNÉES.		GARÇONS.	FILLES.	G. F. RÉUNIS.
de 1 à	2	21	18	39	de 23 à	24			
2	3	19	11	30	24	25			
3	4	13	17	30	25	26			
4	5	6	13	19	26	27			
5	6	10	7	17	27	28		1	1
6	7	13	6	19	28	29		1	1
7	8	4	7	11	29	30	1		1
8	9	2	4	6	30	31			
9	10	3	2	5	31	32			
10	11	1		1	32	33			
11	12	1	8	9	33	34			
12	13	1	3	4	34	35			
13	14		3	3	35	36			
14	15	1		1	36	37			
15	16	2		2	37	38			
16	17		2	2	38	39	1		1
17	18				39	40			
18	19				40	41			
19	20				41	42	1		1
20	21		2	2	42	43			
21	22	3		3	43	44			
22	23	1		1					
TOTAL.		101	103	204			3	2	5

Ce tableau offre un total de 209 morts.

ANNÉES.	1806		1807.		1808.		1809.		1810.	
	GARÇONS.	FILLES.	GARÇONS.	FILLES.	GARÇONS.	FILLES.	GARÇONS.	FILLES.	GARÇONS.	FILLES.
JANVIER	1	»	2	1	»	1	»	»	»	»
FÉVRIER	1	3	3	1	2	2	1	»	1	»
MARS	3	»	»	1	1	»	»	1	1	2
AVRIL	2	3	»	2	1	1	2	2	»	1
MAI	1	1	»	1	»	»	»	1	1	2
JUIN	1	1	2	»	1	2	»	»	2	1
JUILLET	1	»	1	2	1	»	2	»	1	1
AOUST	»	»	2	2	1	»	»	1	1	»
SEPTEMBRE	»	1	1	»	1	1	»	1	1	»
OCTOBRE	1	»	2	»	1	»	1	»	2	4
NOVEMBRE	»	4	»	2	2	1	2	»	2	1
DÉCEMBRE	»	»	»	1	1	2	»	»	»	»
	11	13	13	13	12	10	8	6	12	12
	24		26		22		14		24	

1811.		1812.		1813.		1814.		1815.				TOTAL, des G. et des F.
GARÇONS.	FILLES.	GARÇONS.	FILLES.	GLRÇONS.	FILLES.	GARÇONS.	FILLES.	GARÇONS.	FILLES.	GARÇONS.	FILLES.	
1	2	»	2	»	1	2	»	1	»	7	7	14
1	»	»	»	1	1	1	3	1	1	12	11	23
1	1	1	4	5	2	»	»	1	1	11	12	23
»	1	2	2	1	1	»	2	2	2	10	17	27
2	»	1	»	»	2	»	»	1	»	6	7	15
2	»	3	»	»	»	1	2	2	1	14	7	21
»	»	4	2	1	»	»	»	1	2	12	7	19
»	2	1	»	»	»	»	1	»	1	5	7	12
»	»	»	»	»	1	1	»	»	»	4	4	8
1	»	»	»	1	»	»	1	1	2	10	7	16
2	»	»	»	1	1	»	»	»	3	10	12	22
1	»	1	1	»	3	»	»	»	»	3	7	10
11	6	13	11	8	12	5	9	10	13	104	105	208
17		24		20		14		23		209		

Je pourrois encore y ajouter ceux que j'ai soignés dans l'hôpital militaire ; mais cette addition devient inutile : l'immortel ouvrage de Morgagni commence par une observation de Valsalva, d'un enfant âgé de 13 ans, atteint de cette maladie ; mais ceux de son épître 12 cités par Quin et par d'autres médecins, ne sont pas tous des cas d'hydrencéphale.

Je ne grossirai pas cet Essai en citant les différens cas répétés partout, que les auteurs tels que Huck, Quin, etc. ont rapportés ; ce seroit une compilation facile et inutile : j'ai cherché à ne produire dans ce mémoire, autant que je l'ai pu, que des faits qui me fussent particuliers.

L'hydrencéphale n'est donc pas limitée à la seule enfance, quoique plus on s'en éloigne, plus les cas deviennent rares, et ne se présentent plus que d'une manière isolée, probablement par l'altération que subit le cerveau, qui, avançant en âge, ne paroît plus susceptible de la même action, ce qui donne lieu à d'autres maladies.

Il résulte encore de ces tables, qu'elles attaquent d'une manière égale les deux sexes, et confirment en partie ce qu'avoit dit Ludwig (1) :

____

(1) Baldinguer Opusc., Vol. 5, p. 133.

« Infantes hoc morbo nunquam ferè ante ter-
» tium, et ut plurimum intrà quintum et de-
» cimum ætatis annum corripiuntur. Exempla
» tamen etiàm prostant, eum decimo tertio,
» imò decimo nono anno, se exserruisse ; sed
» post decimum annum ingruens, plerumque
» puellas adflixit; in infantibus, verò, sexus
» nullum discrimen fuisse, sed malum maribus
» æquè ac feminis commune esse observatio-
» nes Lipsiæ factæ probant. » Mais elles détruisent les opinions ou les aperçus d'autres
médecins, dont la réfutation détaillée devient
inutile, puisqu'ils n'ont pu s'étayer que d'un petit nombre de faits, dont on ne peut pas comparer le résultat à celui de 10 années suivies
avec soin par une réunion entière de tous les
médecins d'une population de 22,000 habitans,
environ.

Enfin, pendant ces 10 ans, la moyenne est
presque de 21 morts par année.

Je répéterai l'application d'un calcul que je
ne crois pas exagéré, fondé sur une base semblable, qui a été fait par des médecins françois
d'un grand mérite, et qui porte la somme des
enfans morts en France de cette maladie, de
20 ou 24,000 par an. Cependant plusieurs médecins ne la connoissent pas, et d'autres nient
même son existence.....

Division de l'Hydrencéphale, et ses causes.

L'hydrencéphale doit être divisée en idiopathique et en symptomatique.

Dans la première, le siége primitif est situé dès son début quelque part dans les ventricules.

Dans la seconde, elle se déclare à la suite d'une autre maladie, qui peut être placée partout ailleurs que dans les cavités du cerveau, et dans certains cas n'agir même sur elles que par sympathie.

Les causes directes qui tendent à produire plus particulièrement l'hydrencéphale idiopathique, sont celles de l'inflammation active, en général, comme le froid, etc.; mais surtout ce sont toutes celles qui agissent plus directement sur le cerveau, telles que les chutes, les coups, le méphitisme, l'insolation; de violentes émotions, comme la peur, la colère; certains jeux d'enfans qui favorisent ou provoquent une congestion sanguine dans le cerveau : ma pratique m'a fourni des cas dus à chacune de ces causes.

J'en ai vu où de grandes chutes, de fortes commotions ou de violens coups à la tête, après avoir donné beaucoup d'inquiétudes par les symptômes consécutifs, tels que la perte de connoissance, la pâleur, les évanouissemens, les maux de tête, tandis que des chutes, ou coups, ou commotions légères, suivis d'accidens peu graves ou presque inaperçus, devenoient, à une époque indéterminée, la cause d'une hydrencéphale qui, une fois établie, est une de celles qui offrent le moins de chances de guérison. L'explication de ces résultats différens me paroît évidente. Dans le premier cas, le contre-coup a eu lieu partout ailleurs que dans les ventricules, tandis que dans le second, c'est dans ces cavités qu'il s'est fait sentir ; son effet étant de développer une inflammation dans la partie qui l'éprouve, il faut sans doute, pour que l'hydrencéphale s'établisse, que le sujet y soit prédisposé.

Les effets du contre-coup peuvent laisser aussi dans les ventricules une foiblesse locale pendant un long espace de temps, qui, surtout dans les fièvres continues peu graves et en apparence exemptes de dangers, développent tout-à-coup une hydrencéphale incurable et qui marche avec une rapidité effrayante.

Les médecins anciens et modernes, rapportent un grand nombre de cas, soit aigus, soit

chroniques , dus à cette cause. T. Bonet ,
Anatom. prat. , L. I. , sect. 3 , et Appen. I.ᵉʳ,
obs. X , cite , d'après Chifflet , l'histoire d'un
jeune garçon âgé de 14 ans , qui , à la suite
d'une chute, et après avoir été roulé dans un
tonneau par ses camarades d'étude , prit des
accidens d'hydrencéphale , dont il mourut. —
Outre un épanchement dans le ventricule droit,
il y eut une augmentation du volume du foie, etc.
Triœnius, Obs. med. chr., p. 24. *Puellam
octimestrem , ex ictu capiti illato hydroce-
phalicam fuisse*, etc. Voy. surtout Lieutaud,
Anatom. prat. , etc.

Les causes indirectes qui produisent plus particulièrement l'hydrencépale symptomatique,
sont celles qui se lient avec ces inflammations
qui dépendent d'un état de foiblesse locale du
cerveau, ou d'une foiblesse générale de tout le
système ; leur histoire a une relation intime
avec celle de la conversion des maladies,
cette partie si obscure de la médecine, qui
établit les rapports entre les liaisons des différens systèmes de l'économie animale , ou
qui indique la manière dont les maladies se
succèdent ou se terminent. Les hydrencéphales
seront mieux connues, à mesure que l'histoire
de la conversion des maladies sera mieux dé-

veloppée ; mais, excepté un petit nombre de
médecins qui, évitant de se livrer à des théories spéculatives, ont établi des résultats gé-
néraux, suite d'une pratique judicieuse, ceux
qui ont traité cette partie de la science, l'ont
enveloppée d'une telle obscurité, qu'elle offre
encore un champ presque neuf, vaste, et difficile à parcourir.

On peut rapporter les causes indirectes à
une des quatre divisions principales suivantes :

1.º Les pyrexies primitives ou secondaires.

2.º Les tumeurs, ou les maladies organiques,
ou une inflammation partielle du cerveau, intéressant les ventricules, particulièrement du
pont de varole, des corps olivaires, etc.

3.º Une irritation symptomatique, comme
celle qui est excitée par les vers, la dentition,
ou l'intussusception des intestins.

4.º Une métastase, rétrocession, ou une
conversion des maladies aiguës, telles que les
affections rhumatismales; ou de maladies chroniques, comme les affections cutanées, répercutées, telles que les dartres, les ulcères, les
abcès, etc.

Presque toutes les maladies de l'enfance,
lorsqu'il y a une fièvre primitive ou secondaire,
peuvent se compliquer d'un état de foiblesse

qui facilite ou détermine des symptômes hydrencéphaliques.

Il y a quelques épidémies de coqueluche qui
se terminent plus fréquemment que d'autres,
par l'hydrencéphale. Cette même terminaison arrive aussi dans des cas sporadiques , et
presque toujours d'une manière fâcheuse ; ce
que l'on peut expliquer par l'accumulation de
sang, que les quintes de toux répétées déterminent dans le cerveau , qu'augmente encore
chez quelques malades l'action des vomitifs trop
fréquemment réitérés.

Les cas où l'hydrencéphale est occasionnée
par un état morbide antécédent du foie, ou des
glandes mésentériques, ou bien lorsqu'elle est la
suite de la diarrhée ou d'un état de cachexie,
offrent une explication différente, selon la cause
qui l'a occasionnée.

1.ʳᵉ CAUSE INDIRECTE. *Pyrexies*. Il arrive
quelquefois que les causes éloignées des fièvres
sont inflammatoires et se reproduisent dans le
courant de la maladie ; c'est par-là qu'on peut
expliquer ces inflammations locales que l'on
retrouve sur la fin du typhus, et qui font périr
le malade : ici, l'inflammation prenant le caractère de la foiblesse dans laquelle il se trouve,
demande un traitement différent de celui de

son début, mais elle est due à la même cause.

Il en arrive de même dans les fièvres bilieuses, où il peut exister un principe inflammatoire méconnu ou masqué dès le début de la maladie, qui peut se développer dans son cours, se porter sur les ventricules, et occasionner la mort d'une manière aussi effrayante que rapide, si le malade est prédisposé à l'hydrencéphale, surtout s'il a reçu un coup, ou une violente commotion au cerveau, même une année auparavant; ce que j'ai vu dans le jeune Aubert, âgé de 12 ans, qui avoit reçu un coup de pied de cheval au milieu de la figure, et avoit été renversé par terre, sans connoissance. Un an après, il eut subitement, le septième jour d'une fièvre bilieuse simple, des symptômes d'une hydrencéphale, dont il mourut dans 48 heures. A l'ouverture, les vaisseaux du cerveau étoient engorgés de sang, et, comme dans tous les cas de peu de durée, les ventricules ne contenoient qu'une peu d'eau.

J'ai vu quelques cas dus à cette cause : Lieutand, *Colluvies serosa*, en cite plusieurs semblables. Voyez aussi, Bibl. Univ., T. I, un pareil cas décrit par M. le Dr Odier, etc.

Il y a un plus grand nombre d'hydrencéphales que dans aucune autre époque, pendant

les épidémies de fièvres catarrhales. On voit le
principe inflammatoire se porter d'emblée sur
le cerveau, et occasionner tous les symptômes
d'une hydrencéphale, qui cède plus facilement
qu'aucune autre au traitement antiphlogistique
de la 1.ʳᵉ période ; qui, dans le fait, est le
même, à cette époque, pour l'une et l'autre
maladie : d'autres fois on le voit se porter
d'emblée sur la poitrine, occasionner de la
toux, un point de côté, de la fièvre, et la
quitter pour se jeter sur le cerveau, y développer une partie des symptômes de l'hydrencéphale, qui se dissiperont de nouveau lorsque
ce principe se portera ailleurs ; quelquefois le
cerveau reste organiquement malade, lors même
que la poitrine s'embarrasse. Entre plusieurs
cas, je citerai le suivant.

Le fils du respectable Pasteur M. H., âgé
de 5o mois, prit, en février 1804, une fièvre
catarrhale, avec de la toux, pouls dur, fréquent, plein, figure colorée ; le cinquième jour,
il parut mieux ; le surlendemain, la fièvre re-
devint plus forte ; et d'après les douleurs de
tête, les angoisses, les plaintes, les urines micacées, je soupçonnois une hydrencéphale, qui
ne tarda pas à s'établir d'une manière évidente.
MM. les docteurs Vieusseux, Odier et Jurine

furent appelés en consultation. On suivit le traitement ordinaire des fièvres catarrhales, les
sangsues, les vésicatoires, etc. Le cerveau se
dégagea en partie, à mesure que la poitrine
devint malade d'une manière chronique. C'est
à cette espèce de conversion que j'attribuois ce
mieux apparent; mais le cerveau étoit resté
malade, et la poitrine aussi, car l'enfant crioit
continuellement, avoit de l'insomnie, des
maux de ventre, des vomissem'ens, qui ne cessèrent que peu de jours avant sa mort; voilà
pour l'état du cerveau : quant à la poitrine,
l'enfant toussoit, avoit de l'oppression, le pouls
à 150 habituellement, et il n'étoit bien qu'autant qu'on le promenoit constamment. Cet état,
après s'être amélioré assez pour que l'enfant ne
parût que foible, empira tout-à-coup après des
bains froids; il eut des vomissemens plus violens, de l'assoupissement, des douleurs de ventre
et de la diarrhée; le pouls de 150 tomba à 72.
Le vendredi 14 juillet, au matin, il eut de
fortes attaques de convulsions, les pupilles se
dilatèrent sans oscillations; il perdit connoissance, on lui donna des toniques qui parurent
augmenter les convulsions. Il survint une paralysie du côté droit, et des convulsions du côté
gauche; le pouls s'accélera de nouveau; on

crut que l'enfant ne passeroit pas la journée :
cependant le dimanche il fut décidément mieux,
il reprit connoissance, du moins il parla, reconnut à la voix, car il ne paroissoit pas voir,
quoique les pupilles ne fussent plus autant dilatées; la paralysie s'étoit dissipée. Le mieux
se soutint tout le jour; vers le soir, le pouls
se ralentit de nouveau; il survint une attaque
de convulsions plus violente encore que les
autres; le pouls se perdit; il prit de la foiblesse, de l'oppression, et mourut 2 heures
après. *Examen cadavérique. Abdomen* sain,
point d'engorgement à l'estomac, comme on
eût pu le présumer d'après les vomissemens
continuels; les *poumons* et le cœur adhéroient
ensemble et aux côtes, tellement que ce ne
fut qu'avec peine qu'on put examiner l'état
de la poitrine; les poumons étoient remplis
de petites tubercules de différentes consis-
tances. *Cerveau.* Forte adhérence de la dure-
mère avec le crâne, peu ou point d'épanchement de gélatine entre la pie - mère et l'arachnoïde; parois des ventricules ramollies au point
de s'enlever avec les doigts, comme de la pâte;
environ une once et demie d'eau épanchée dans
chaque ventricule latéral ; quoiqu'une grande
quantité de flocons provenant de la décompo-

sition de la substance cérébrale eût troublé la transparence de l'eau épanchée, celle-ci ne se coaguloit pas par la chaleur : adhérence des couches de nerfs optiques entr'elles, tellement qu'il n'y avoit pas de communication entre les ventricules latéraux et les 3.ᵉ et 4.ᵉ, qui étoient sans eau.

Je ne sais si je ne dois pas rapporter à cette tendance des affections catarrhales de se porter sur différens organes, le seul et unique cas que j'aie vu sur un enfant âgé d'une année, d'une conversion du croup en une· hydrencéphale, qui se termina rapidement par la mort.

Exanthèmes. Les exanthèmes peuvent, par des causes différentes, se terminer ou se compliquer par l'hydrencéphale. Il existe dans la rougeole, et quelquefois dans la petite vérole, une susceptibilité d'irritation dans le système artériel, qui se développe sur différens organes et quelquefois dans les ventricules du cerveau, chez ceux qui ont une prédisposition à l'hydrencéphale, ce qui arrive soit dans le cours de ces maladies, soit lorsqu'elles paroissent terminées : suites fâcheuses que l'on prévient ou que l'on guérit par les évacuations sanguines faites à propos, et par l'application des vési-

catoires. Le docteur Lettsom (1) a rapporté
des cas d'hydrencéphale consécutifs à la petite
vérole.

La fièvre rouge offre plus d'exemples encore
de l'hydrencéphale que ces autres exanthèmes.

Quoiqu'il y ait des épidémies de scarlatine qui
permettent aux malades de s'exposer plus im-
punément à l'air, ou au froid que dans d'autres,
j'en ai peu vu où, par cette cause, je n'ai eu
à traiter quelques-uns atteints d'anasarque, dont
les symptômes débutent avec violence, et emportent rapidement le malade si l'épanchement
a lieu dans les cavités du cerveau. J'en ai eu
plusieurs exemples, plus particulièrement lorsque j'étois médecin pour les épidémies de la
préfecture du Léman. Une épidémie de scarlatine, en 1806, fit périr une partie des enfans
de plusieurs communes du bas Faucigny, dont
plusieurs m'offrirent les symptômes d'une hydrencéphale due à cette cause.

L'anasarque qui survient n'est pas en raison
de la desquamation, mais celle-ci est propor-
tionnelle à la force de la fièvre, d'où il arrive
quelquefois que l'éruption étant légère et inaperçue, on ne se doute pas qu'un individu soit

---

(1) Med. Mem., Vol. I, p. 171.

atteint de scarlatine. Il s'expose à l'air, et l'é-
panchement survient; ce danger ne cesse qu'a-
près le 40.ᵉ jour, à dater du moment de l'é-
ruption; et quoique la desquamation ait lieu
ordinairement dans la troisième semaine, époque
à laquelle l'œdème paroît aussi plus facilement,
l'anasarque peut arriver également dans le courant, ou sur la fin de la sixième semaine, quoique
la desquamation soit terminée depuis long-
temps, ce qui est prouvé par le cas suivant.

La jeune Landre, âgée d'environ 9 ans, eut
une fièvre rouge très-bénigne, dont la desquamation se fit une quinzaine de jours après l'é-
ruption terminée. Le 30.ᵉ jour de la maladie,
elle perdit l'appétit, le sommeil; sa langue étoit
blanche; ce que l'on attribua à la réclusion et
à l'excessive chaleur : c'étoit au mois de juillet
1806. Elle habitoit dans le haut de la maison
une petite chambre exposée au midi; dans la
nuit du 36 au 37.ᵉ jour de la maladie, étant
en transpiration, elle se leva furtivement pendant que sa mère dormoit, et s'approcha de la
fenêtre, qu'elle ouvrit pour prendre le frais :
elle se plaignit bientôt du froid; sa mère fut
obligée de se lever pour la couvrir plus chaude-
ment. Il survint dans la matinée un mal de
gorge; les amygdales étoient légèrement en-

flammées; on aperçut de l'œdème, surtout par
la figure. Le jour suivant, elle se plaignit d'une
dureté de l'ouïe; les urines diminuèrent beaucoup, et offroient le *sédiment d'un rouge brun
tirant sur le violet*. La mère lui donna de la
manne, qu'elle vomit en partie, mais qui cependant la purgea assez. Elle eut dans la matinée une attaque subite de goutte sereine
complète, qui dura environ demi-heure, et
fut suivie de douleurs très-vives dans les yeux,
augmentation de surdité momentanée, pouls
naturel, urines fort diminuées. Dans la nuit,
elle fut saisie tout-à-coup de convulsions très-
fortes du côté droit, de palpitations très-vives,
et d'une dilatation de la pupille telle, que la
lumière la plus vive n'excitait pas la plus légère
contraction; pouls fréquent, irrégulier et assez
plein; trois sangsues à chaque tempe, vésicatoires sur la tête, et une cuillerée à soupe de
la potion suivante, de 3 en 3 heures :

Teinture de digitale pourprée, 1 gros.

Sirop de pivoine, 1 once.

Eau de cerfeuil, 3 onces.

Deuxième jour. Cet état convulsif avoit duré
5 heures. Elle prit toute la potion, sans aucun
effet sensible sur le pouls, ou les urines; assoupissement, tendance aux convulsions et aux

accidens de la nuit, qui reviennent de temps en temps, mais plus légèrement.

Prenez, digitale pourprée, 6 grains.

Sucre blanc, 2 gros.

Divisez en 8 poudres, à prendre de 2 en 2 heures, délayée dans la potion avec la teinture de digitale.

Le lendemain, elle avoit pris toutes les poudres et la potion ; l'assoupissement continue ; pouls lent, irrégulier ; les urines commencent à devenir plus abondantes ; même sédiment et d'une couleur violette, œdème le même ; la surdité a diminué, les dernières doses de digitale ont excité des vomissemens de matières vertes.

Tartre stibié, 3 grains, à prendre en plusieurs doses brisées.

Quatrième jour. Elle a vomi avec abondace des matières glaireuses, verdâtres ; elle a été trois selles ; légers maux de ventre, urines plus abondantes, sédiment de couleur grisâtre ; pouls à 80, plus régulier ; pupille assez dilatée, se contractant plus facilement à la lumière ; moins d'assoupissement, foiblesse extrême.

Prenez une cuillerée à soupe, de 4 en 4 heures, de la potion suivante :

Extrait de quina, 2 gros.

Sirop de safran, 1 once.

Eau de fontaine, 6 onces. Mêlez.

Et pour boisson :

Esprit de Mindérer, 3 onces.

Éther vitriolique, 1 gros.

Sirop des cinq racines, 2 onces.

Eau de cerfeuil, 4 onces.

Eau de fontaine, 12 onces. Mêlez.

Cinquième jour. Pouls à 80, avec quelques intermittences ; se plaint parfois de vives douleurs dans les yeux ; la bouffissure de la figure et l'œdème général diminuent sensiblement ; urines abondantes ; les vésicatoires suppurent beaucoup. Depuis ce moment, les accidens nerveux diminuèrent ; la convalescence fut longue, et la malade se rétablit sans accident.

Ce n'est pas le froid absolu, mais le froid relatif qui détermine l'anasarque.

Un enfant âgé de 3 ans, avoit eu une scarlatine assez violente ; il étoit en convalescence lorsque sa mère, dans le courant de la troisième semaine, jugeant convenable de le placer pendant le jour dans un grand lit, l'enfant, en changeant de place dans le lit, prit froid. Il survint une anasarque qui fut longue et difficile à guérir.

Je pourrois citer un grand nombre de cas pareils pour établir ce point de doctrine, qui, quoique rejeté par quelques médecins, n'en est pas moins vrai dans notre pays (1).

Lorsqu'un enfant a été exposé au froid pendant la scarlatine, il arrive le plus souvent que l'hydrencéphale débute par quelques symptômes précurseurs, tels que la goutte sereine, une dureté d'ouïe momentanée; mais quelquefois c'est par une violente attaque de convulsions et par des symptômes qui peuvent faire présumer qu'il se passe un épanchement immédiat dans les ventricules du cerveau. Dans presque tous ces cas, les symptômes indiqués comme caractérisant la 1.re période, manquent, ou ne présentent que des accidens nerveux.

On rencontre fréquemment un symptôme particulier précurseur, et ensuite concomitant de cette hydropisie, suite de la fièvre scarlatine répercutée ; *c'est un dépôt d'une couleur brune, tirant sur le violet, dans des urines plus rares.*

Quoique l'application du froid relatif paroisse être la cause déterminante de l'anasarque dans

---

(1) Voyez le Mém. de M. Vieusseux, Journal de Sédillot, Vol. 8.

la convalescence de la scarlatine, les lavages
ou les aspersions d'eau froide, n'en sont pas
moins un des remèdes les plus énergiques que
l'on puisse employer pendant le temps de l'é-
ruption, lorsqu'elle présente un aspect fâcheux,
et que la maladie se complique d'un état typhoïde.

On emploie les lavages de la même manière
et avec les mêmes précautions que celles qui
ont été indiquées pour les fièvres nerveuses.

Ce traitement est d'autant plus utile, que
l'état de la gorge ne permet presque pas l'emploi d'aucun remède intérieur.

Je citerai, entr'autres exemples de guérison,
en 1804, celle de M. Magnin, frère du geolier
des prisons de Genève, et, en 1810, celle de M.
Brudlin, de Copet. Mais quelqu'importantes que
soient ces observations, surtout pour ce pays,
où elles semblent contraires aux opinions généralement reçues sur la nature de la scarlatine, comme elles n'ont pas un rapport direct
avec la maladie qui fait le sujet de ce Mémoire,
je crois qu'il suffit de les indiquer.

2.° Cause indirecte. *Tumeurs, Maladies organiques du Cerveau.* On retrouve des
tumeurs, dont quelques-unes sont enkystées,
dans la substance même du cerveau, ou à sa

surface, qui ressemblent, par leur couleur ou leur différente consistance, à celles qu'on voit dans les poumons, le mésentère, ou le foie, et que l'on considère comme étant scrofuleuses; l'hydrencéphale qu'elles déterminent offre le plus souvent la marche qui la caractérise avec des symptômes nerveux dès le début, que l'on ne retrouve pas aussi promptement dans les autres espèces, tandis que dans l'inflammation partielle du cerveau, ou dans ses maladies organiques, la 1.re période manque souvent, et les symptômes d'hydrencéphale qui surviennent ne peuvent être considérés que comme une complication de la maladie primitive; ce qu'on ne peut expliquer qu'en admettant que l'inflammation de la tumeur, ou de la partie malade, s'étend jusqu'aux ventricules, et y développe quelques symptômes de l'inflammation particulière à cette cavité; du moins c'est l'explication la plus probable dans les cas d'inflammation d'oreilles; j'en rapporterai l'observation suivante.

J'ai eu connoissance, il y a une quinzaine d'années, de la maladie suivante. Un fils unique âgé de 17 ans, à la suite d'une suppression purulente de l'oreille droite, prit de violens maux de tête, une fièvre ardente, un transport au

cerveau, des redoublemens de fièvre qui simu-
lèrent une double tierce, à la surprise aussi
grande que pénible de son médecin. Il survint
dans le courant du quatrième accès, des symptômes hydrencéphaliques, tels que des attaques
de convulsions, de la lenteur dans le pouls, une
attaque de convulsions, une paralysie dans le
côté gauche, la dilatation des pupilles, un
profond coma. Il mourut comme apoplectique
dans le courant de l'accès suivant. A l'ouverture, on trouva une inflammation considérable,
et un ramollissement de la partie du cerveau,
qui répond au rocher, et elle avoit pénétré jusque dans les ventricules qui contenoient un
épanchement de sérosité.

Histoire d'une Maladie organique du pont de Varole, cause d'une Hydrencéphale.

(9 avril 1801.) Jean Sekeledi, âgé de 15
ans et demi, eut, il y a six mois, un bégaiement
à la suite de douleurs de tête profondes, mais
pas aiguës, pour lesquelles il ne fit aucun remède, et qui ont continué dès-lors. Le 27 mars
dernier, il eut, dans la matinée, sans cause

connue, trois attaques de convulsions qui du-
rèrent chacune d'elles 10 à 15 minutes. Il avoit
le pressentiment de l'attaque. La dernière se
termina par une hémiplégie du côté droit; cependant, en le soutenant, il pouvoit un peu
marcher. Elle se dissipa le lendemain ; il bal-
butioit, le bégaiement s'étoit fort augmenté; il
avoit de la peine à sortir sa langue. Je pres-
crivis une application de sangsues au fondement, l'émétique, les vésicatoires à la nuque.
Ces remèdes le soulagèrent d'une manière évidente jusqu'au 3 avril, qu'il eut de nouvelles
attaques légères, provoquées par un accès de
colère : il prit alors un second vomitif qui lui
fit rejeter beaucoup de bile , dont l'effet fut
suivi d'un soulagement marqué : ce qui me
porta à le donner, c'est que sa langue étoit
saburale, qu'il avoit des envies de vomir et du
dégoût pour les alimens ; il éprouvoit des angoisses dans la région épigastrique ; il n'avoit
point évacué de vers , et ne présentoit aucun
symptôme vermineux. Il fut purgé deux jours
après avec une potion composée d'une once et
demie d'électuaire lénitif, 3 onces de julep
éthéré, 1 grain de tartre émétique, et 2 gros
de teinture de jalap prise à la dose de 3 cuillerées à soupe toutes les 2 heures : il fut déci-

dément mieux. Le lendemain , son pouls étoit naturel, régulier, plutôt foible ; il prit une décoction de quina et de valériane. Il fut assez bien pour aller à la foire de Plainpalais dans l'après-midi du 6 avril ; mais étant foible , il ne put se défendre contre des polissons qui lui volèrent son argent ; il en eut un accès d'une fureur extrême. Il revint chez lui. Il prit, le soir, un violent mal de tête ; la lumière le fatigoit, point d'envie de vomir, point de maux de ventre : cet état continua jusqu'au dimanche ; alors étant plus mal, il s'alita et me fit demander. Il avoit des vomissemens, ne pouvoit pas remuer la tête de dessus l'oreiller, tant il y éprouvoit une profonde douleur ; la figure très-pâle, intolérance de la lumière ; les pupilles n'étoient pas dilatées, mais elles se contractoient très-lentement ; pouls à 50, pas dur ; urines citrines, offrant le sédiment blanc, farineux , léger.

Trois sangsues à chaque tempe, julep composé de 5 onces d'esprit de Mindérer , 6 onces d'eau de cerfeuil ; syrop de framboises, 5 onces, et 12 onces d'eau, à prendre par demi-tasse de 3 en 5 heures.

(10 avril.) Nuit très-angoissée, léger soulagement du mal de tête, après l'application des sangsues ; mais il est toujours profond et tel, qu'il n'ose pas remuer la tête de dessus l'oreiller, ayant le sentiment d'un évanouissement dès qu'il veut la soulever ; cri plaintif hydrencéphalique, point de vomissement ni de mal de tête, même caractère des urines, pupilles se contractant à la lumière au premier moment, mais se dilatant ensuite d'une manière marquée ; pouls à 40, foible, la plus légère compression sur l'artère en arrête les pulsations ; figure plus colorée, langue très-blanche. Glace sur la tête quelques minutes plusieurs fois par heures, large vésicatoire sur la tête.

Deux grains de calomel toutes les 2 heures ; potion composée de musc, demi-gros ; extrait de quina, 3 gros ; sirop simple, 1 once ; eau de menthe poivrée, et eau de fontaine, de chaque 3 onces. Dose, une cuillerée toutes les 4 heures.

(11 avril.) Mal de tête très-diminué, pupilles plus naturelles, quoiqu'il ne puisse pas supporter la lumière ; beaucoup d'angoisses, cri plaintif hydrencéphalique fréquent, langue très-blanche ; envies de vomir lorsqu'il prend quelque chose, alors il rejette des glaires ; pouls à 50, irrégulier, intermittent, foible ; urines toujours crétacées, dégoût, bouche pâteuse ; il a toute sa connoissance.

M. Fine, chirurgien en chef de l'hôpital, mon collègue, fut appelé en consultation. Il proposa de continuer les remèdes, et d'y ajouter une potion de 3o gouttes de teinture de cantharides dans 6 onces d'eau, à prendre par cuillerée à soupe de 2 en 2 heures, jusqu'à dysurie, et de lui donner d'abord un scrupule de vitriol blanc en 4 prises, à 10 minutes d'intervalle, jusqu'à ce qu'il vomît.

(12 avril.) Il a vomi à la quatrième prise ; somnolence, cri hydrencéphalique, grandes douleurs de vessie, fréquentes envies d'uriner. On avoit donné 6 cuillerées de la potion, qu'on suspendit. Pouls à 6o, plein, mais pas dur, gencives un peu rougeâtres.

Continuer la potion de musc et le calomel seulement toutes les 4 heures, un lavement avec 2 gros d'assa-fœtida.

(Midi, 13 avril.) Aphtes mercurielles sur les gencives, point de salivation, rêveries, imbécillité, somnolence, pas de sommeil. Il s'est levé, et est resté assis sur une chaise en le soutenant légèrement, pendant plusieurs heures, à diverses reprises ; devenu sourd et ne comprenant pas ce qu'on lui dit ; a pris des envies de manger ; pouls retombé à 5o, foible ; a été du ventre des matières brunâtres en scybala , comme dans la dyssenterie , urines rares, avec le dépôt blanc farineux ; langue humide, chargée ; point d'envie de vomir, mal de ventre , les vésicatoires suppurent beaucoup. La pupille gauche est fort dilatée et ne se contracte pas, la droite est naturelle.

Émétique , 6 grains, vin d'Espagne ; suspendre le calomel , continuer le musc.

(5 heures.) Une heure après l'avoir quitté, il a eu un évanouissement d'un quart d'heure, sans convulsion ; pupille gauche dilatée complétement, la droite est naturelle, se contractant à la lumière ; paralysie de la paupière gauche ; pouls à 6o , langue très-chargée. Pris 6 grains d'émétique dans 15 minutes sans aucun effet. Même caractère des urines, constipation, rêvasseries quelquefois. Il entend et répond lorsqu'on l'appelle ; un instant après, il n'entend pas du tout, sans qu'on voie à quoi on peut l'attribuer. Il a des couleurs très - vives sur les joues, ce qui, joint au pouls plus fréquent, offre l'apparence d'un redoublement.

Prenez jalap en poudre, demi-gros ; nitre, xij grains ; calomel, 18 gr. ; mêlez, divizez en 3 doses, une toutes les 2 heures, *nisi priùs*.

Prenez extrait de quina, demi-once; sirop simple, 1 once et demie; eau de menthe poivrée, esprit de Mindérer, de chaque 5 onces. Dose, une cuillerée à soupe toutes les deux heures, après l'effet des poudres purgatives. Vin d'Espagne, une cuillerée à soupe de 5 en 5 heures.

(14 avril.) Rêvasseries pendant la nuit, surdité complète, pouls à 72, plein, mais foible, et assez irrégulier, cependant moins que lorsqu'il étoit à 50; pupille droite plus dilatée. Il n'a pas été du ventre, urine dessous lui, a de la peine a avaler; point de convulsion ni de paralysie.

Prenez gomme gutte, x grains; calomel, jx grains; jalap, demi-gros; nitre, un scrupule. Divisez en 5 prises, une toutes les deux heures. S'il n'a pas évacué, on donnera un lavement avec 5 onces manne.

(15 avril.) Après la deuxième prise, on lui a donné le lavement, qui a produit plusieurs selles; il a pris la troisième prise, il a été cinq fois des matières vertes, glaireuses, très-fétides; il a éternué plusieurs fois; les narines sont cependant sèches. Dans la soirée, il a repris connoissance, la surdité a disparu; il répond juste aux questions. Mais la pupille gauche est complétement dilatée, la droite l'est à demi.

Pouls à 100, sueurs abondantes, redoublemens irréguliers. Il ne voit pas, se plaint lorsqu'on le touche de douleurs générales, langue blanche, urine sous lui, se plaint de maux de ventre; paralysie de la paupière gauche. Continuez la potion avec l'extrait de quina, etc.

(16.) Sueurs par la tête, rêvasseries, entend très-bien, mais il ne répond aux questions que quelquefois, presque toujours ne sachant ce qu'il dit et n'articulant que la moitié des mots; urine sous lui; il n'a pas été du ventre, se plaint du mal de ventre; langue blanche, humide; pouls à 130, mou; pupille droite complétement dilatée, cependant ayant encore quelques contractions par l'effet de la lumière d'une bougie, la gauche immobile; pas de soif.

Réitérez les poudres de gomme gutte toutes les 3 heures, donnez un lavement après la deuxième, si elles n'ont pas opéré.

(17.) Continué dans le même état; une seule selle assez forte, une heure après la troisième poudre; beaucoup de rêveries cette nuit, cependant ayant parfois connoissance; il a pris de l'assoupissement; abondante secrétion de chassie; ses yeux sont collés; pouls à 140, foible. Il entend par moment, prononce encore moins

distinctement; sueurs générales sans apparence
de redoublement; gencives naturelles; langue
saburrale au milieu, nette sur les bords, in-
continence d'urine; la respiration est libre, le
cerveau est embarrassé, les vésicatoires donnent beaucoup.

Une cuillerée à soupe toutes les 2 heures de
vin d'Espagne, continuer la potion de quina.

Il a continué dans le même état; la paupière droite s'est paralysée, partout ailleurs il
étoit exempt de paralysie; sueurs abondantes,
surtout par la figure; la poitrine s'est embar-
rassée, il a râlé quelques heures. Il est mort
le matin sans convulsions, ayant perdu connoissance quelques heures auparavant.

Examen cadavérique. Le visage étoit tellement décomposé, qu'on avoit de la peine à le
reconnoître : les vaisseaux de l'arachnoïde et
de la pie-mère étoient fort injectés; en faisant
des sections transversales de la substance médullaire du cerveau, on la trouvoit parsemée
de points rouges, sa consistance étoit naturelle.
Il y avoit 4 onces d'eau épanchée dans les ventricules; on n'apercevoit aucune trace d'inflammation, ni altération de la portion de l'arachnoïde qui tapisse les ventricules latéraux et
le troisième; mais le côté gauche du pont de

Varole offroit une tumeur de la grosseur d'une féve, dure ; la substance cérébrale qui l'environnoit étoit ramollie, et offroit quelque chose de semblable à un commencement de suppuration qui avoit altéré le 4.ᵉ ventricule.

Quelques années après, un de ses frères mourut, à l'âge de 4 ans, d'une hydrencéphale idiopathique sans cause connue.

5.ᵉ CAUSE INDIRECTE. *Dentition, vers, intussusception.* La dentition est peut-être une des causes les plus fréquentes de l'hydrencéphale, probablement parce qu'à cette époque de la vie la tête est plus grosse dans la proportion du reste du corps, qu'elle contient alors plus de sang, et que c'est elle aussi qui offre le plus d'énergie vitale nécessaire pour le travail de la dentition ; ce qui doit prédisposer aux maladies inflammatoires primitives ou consécutives, ou aux hydrencéphales idiopathiques ou symptomatiques, maladies que ce travail de la dentition peut développer par l'irritation qu'il communique au système nerveux ; c'est du moins à cet âge que le plus grand nombre en est atteint. J'ai vu un enfant avoir tous les accidens d'une hydrencéphale parvenue jusqu'à la 2.ᵉ période ; le pouls étoit lent, la pupille dilatée, les selles vertes, légères convulsions. Tous ces symptômes se dissipèrent dans l'espace de quelques heures après la sortie de deux dents incisives. Cependant il arrive fréquemment que l'on voit des dents, percer pendant le cours de la maladie avec un soulagement momentané et trompeur. Il ne seroit peut-être pas impossible que l'état morbide du cerveau, s'il est lié avec le travail de la dentition, ne hâtât la sortie de quelques dents de la même manière qu'une maladie fébrile, dans certaines circonstances, développe l'accroissement des enfans.

Les vers sont une autre cause d'irritation qui donne lieu à une hydrencéphale symptomatique, ou qui complique sa marche. L'explication de ce phénomène est toujours fort obscure : on voit des enfans jouissant d'une bonne santé, sans aucun symptôme vermineux, et même n'ayant jamais eu de vers, être atteints d'hydrencéphale, en rendre peu de jours après de très-gros, et en quantité.

J'ai vu aussi plusieurs cas où l'expulsion de lombriques faisoit cesser de suite les accidens du cerveau : c'est peut-être la raison pour laquelle on a cité plusieurs exemples de guérison par le mercure, que l'on a cru avoir été des hydrencéphales, tandis que ce n'étoient réellement que des maladies vermineuses, les symp-

tônies qui distinguent ces maladies n'étant pas
toujours faciles à saisir. C'est un cas pareil qui
a contribué, avec celui de Dobson, à établir
les espérances que les médecins ont conçues de
l'emploi des préparations mercurielles.

J'ai indiqué *l'intussusception* des intestins
comme une cause indirecte nerveuse qui déterminoit l'hydrencéphale ; j'en ai vu deux cas :
l'un étoit celui d'un enfant âgé de 18 mois,
dont je n'ai pas gardé l'observation détaillée ;
l'autre eut lieu chez le jeune Pioset, agé de 6
ans. Il eut des symptômes de douleurs de ventre
qu'il rapportoit dans la fosse iliaque droite, des
vomissemens, de la constipation, de la fréquence
et de la foiblesse dans le pouls. Le cinquième
jour de la maladie, ces accidens diminuèrent
(mais ne cessèrent pas entièrement), à mesure qu'il s'établit un état hydrencéphalique qui
offrit assez d'irrégularité, l'enfant ayant plus de
symptômes d'irritation, de douleur et de sen-
sibité du cerveau, que de symptômes de compression et de coma ; il mourut le douzième
jour de la maladie.

A l'ouverture, je trouvai une portion longue
de 6 à 7 pouces de l'iléum, d'un rouge vif,
épaissie, dont l'extrémité inférieure étoit encore engagée et adhérente avec la portion con-

tiguë supérieure ; le cerveau offroit un engorgement sanguin des vaisseaux de l'arachnoïde
et de la pie-mère ; il y avoit environ 3 onces
d'eau épanchée dans les ventricules.

J'ai vu d'autres cas d'intussusception dont
les malades moururent sans symptômes hydrencéphaliques.

On trouve dans T. Willis (1) l'histoire d'une
hydrencéphale suite d'une intussusception chez
une fille disposée héréditairement à cette maladie du cerveau, puisque son frère en mourut
aussi.

4.ᵉ CAUSE INDIRECTE. *Métastase, conversion*, etc. J'ai vu quelqnes flegmasies offrir
des cas de conversion d'hydrencéphales, ce qui
a lieu plus particulièrement lorsqu'elles sont
dues à des causes laiteuses, catarrhales, rhumatismales, etc., causes humorales, s'il est
permis encore de les appeler ainsi, qui offrent
une mobilité, ou une tendance à passer successivement sur différens organes.

L'état puerpéral paroît disposer l'économie
animale, mais plus particulièrement le système
des membranes séreuses, à une inflammation,
qui se porte quelquefois sur le cerveau et les

----

(1) De Morb. convuls., 1676, p. 76.

méninges, et y occasionne une frénésie ; d'autres fois, mais plus rarement, dans les ventricules, y forme une hydrencéphale : ma pratique ne m'en a fourni aucun exemple, mais j'en connois un qui m'a été communiqué par mon respectable confrère M. le docteur Jurine. Il survint dans les premiers jours de la couche une hydrencéphale puerpérale, qui fut attribuée à une métastase laiteuse, comme on l'appeloit alors, transportée dans les ventricules et non pas sur la surface du cerveau ; l'hydrencéphale suivit ses différentes périodes, et l'ouverture présenta ce que l'on retrouve toujours dans ces cas-là.

J'ai vu quelques cas où des symptômes d'une phthisie pulmonaire commencée après avoir duré plusieurs mois, ont paru se guérir lorsqu'il survenoit une hydrencéphale qui suit ses périodes, et fait périr le malade. Entre plusieurs observations, je rapporterai la suivante, où je fus appelé en consultation par M. Schwit, un de mes confrères, distingué par ses lumiéres et sa candeur.

Melle D...., âgée de 28 ans, ayant joui d'une bonne santé, se plaignoit depuis une année de mal-aise général, de foiblesse, de maux de tête, état qui empira d'une manière remarquable de-

puis la mort de son père, qui eut lieu, il y a
8 mois, à la suite d'une phthisie pulmonaire.
Dès cette époque, il survint de la fièvre, une
petite toux sèche, fréquente, surtout le matin
et le soir, du dépérissement. Elle fut traitée
pour une phthisie commençante, par le lait
d'ânesse, les bouillons d'escargots, les vésicatoires, et un régime convenable. Il y a deux
mois qu'on s'aperçut d'un dérangement dans
ses idées, qui, sans avoir un objet fixe, faisoit
craindre une manie. La poitrine parut s'améliorer pendant ce temps-là, sans cause connue,
et sans qu'on pût l'attribuer aux remèdes. L'é-
tat de cerveau parut à son tour se guérir à mesure qu'elle prenoit des symptômes équivoques
ou d'une fièvre rémittente bilieuse, ou d'une
première période de l'hydrencéphale. C'étoit
sur la fin de mai 1815.

(6 juin, première visite.) La malade n'a
aucun symptôme de phthisie pulmonaire, seulement elle ne peut pas faire une longue inspi-
ration, plutôt par un sentiment de foiblesse que
de douleur ; la face rouge, les ailes du nez, le
tour de la bouche jaunes ; langue chargée, jaunâtre ; bouche amère, dégoûts, nausées, mal-
aise indéfinissable ; douleurs de tête, tant au
front qu'à l'occiput ; légère surdité, le pouls

naturel, foiblesse, découragement. (Elle aime à être seule.)—3o grains de poudre d'ipécacuana.

(8.) Elle vomit abondamment des matières jaunes et amères, avec un soulagement momentané, pouls naturel, nausées plus prononcées. — Seconde dose d'ipécacuana ; julep acide, dans la journée.

(9.) Elle a moins vomi que l'avant-veille, sans soulagement ; expression singulière de la face, comme étonnée, cherche à deviner la pensée des assistans ; pouls mou, à 6o ; douleurs de tête continues à l'occiput. — Trois sangsues à chaque tempe.

(10.) Nuit agitée, rêvasseries, regard étonné, incertain ; pupilles dilatées, se contractant irrégulièrement à la lumière ; pouls mou, à 65 ; chaleur naturelle, excepté à la tête, où elle est plus forte ; face colorée, douleur derrière le cou et la tête, accablement; elle craint le bruit et la lumière ; toujours un peu sourde.

Trois sangsues derrière chaque oreille, large vésicatoire sur la tête. Prenez émétique, 6 gr., dissout dans 96 cuillerées à café d'eau distillée. On en donnera une cuillerée à café la première heure, deux la seconde, et ainsi de suite jusqu'à ce qu'il produise quelque effet sur l'estomac ou sur les intestins.

(11.) Rêveries ou plutôt délire tranquille, carpologie, idées incohérentes, pouls à 75 sans être dur, chaleur assez vive, pupilles moins dilatées, urines en petite quantité, avec un sédiment blanc et une pellicule micacée à sa surface. La malade dit qu'elle ne souffre pas. Continuation de l'émétique.

(12.) L'aspect de la malade est fort semblable à celui d'un typhus; même expression de figure, même délire, carpologie, pouls à 92, mou, point de selles; mais la fièvre, la chaleur fébrile, la sécheresse de la peau n'existent presque pas; le pouls est devenu graduellement plus fréquent; les facultés intellectuelles sont peu altérées; strabisme; paupières entrouvertes pendant le sommeil, les pupilles très-dilatées, les urines offrent le dépôt blanc micacé. Elle a pris 15 grains de tartre émétique dans deux jours sans aucun effet sensible; et ce qui caractérise mieux encore l'état de la maladie, c'est le cri ou soupir hydrencéphalique, qui est devenu très-fréquent depuis hier.

Prenez calomel, 3 grains; digitale pourprée, un quart de grain; sucre en pain, 1 scrupule. Mêler. On en donnera une dose semblable toutes les 2 heures. Continuer l'émétique de la manière prescrite.

(13.) Même état, point d'évacuations alvines, malgré l'émétique et le calomel ; insomnie ; pupilles très-dilatées, ne se contractant pas à la lumière.

Prenez jalap, xviij grains ; calomel, xij gr. ; nitre, 1 scrup. Mêler. Diviser en 2 prises, que l'on donnera à 2 heures d'intervalle ; lavement avec 2 gros d'assa-fœtida.

(14.) Deux selles copieuses sans amélioration de symptômes, insomnie, agitation extrême ; urines rares, citrines, sans sédiment ; déglutition difficile.

Extrait de quina, continuation de 3 grains de calomel toutes les 3 heures, potion avec 30 gouttes de teinture aqueuse d'opium le soir.

(15.) Dormi 8 heures d'un sommeil paisible ; ce matin, affaissement extrême, la malade ne veut rien prendre ; déglutition difficile, pouls foible et fréquent ; les pupilles redevenues naturelles, se dilatant et se contractant à la lumière. Le soir, rétention d'urine, paralysie à la vessie, le côté gauche paralysé, bouche sèche ; chaleur fébrile, prononcée par la rougeur de la face ; pouls dur et fréquent, à 130 ; agitation, délire tranquille.

(16.) Plus mal, agonie, râle ; pouls foible, à 160 ; les yeux, surtout le droit, infiltrés de sérosité ; les pupilles plutôt contractées, mais très-sensibles à la lumière ; échimose, par taches rouges sur la poitrine et les bras ; beaucoup de mouvement du bras droit, point du gauche ; paralysie des intestins et de la vessie. Morte le soir sans convulsions.

Autopsie cadavérique. De la tête. Dure-mère dans un état naturel, les vaisseaux de la pie-mère un peu plus injectés que dans l'état ordinaire, le cerveau mou dans sa substance blanche ; les ventricules dilatés, contenant 4 onces de sérosité limpide, qui n'est coagulable ni par la chaleur, ni par les acides minéraux ; le septum lucidum, la parois inférieure des ven-tricules, surtout du côté droit, est dans leurs extrémités postérieures, macérée et comme dissoute, s'enlevant facilement avec le bout du doigt, comme une bouillie ; la glande pitui-taire rougeâtre et plus dure que dans l'état or-dinaire, de la sérosité épanchée à la base du cervelet et dans le canal vertébral.

Poitrine. Le tissu cellulaire qui est au-dessus du sternum, en avant du médiastin, jaune et infiltré par de l'air ; le cœur sain, le péricarde contenant un peu plus de sérosité qu'à l'ordi-naire ; les poumons sains, sans tubercules, sans adhérence, aucune altération apparente dans leurs substances, dans les plèvres, dans les bronches, ni dans la trachée-artère.

De l'abdomen. Quelques traces d'inflammation à la face inférieure du diaphragme, sous la forme de petits aphtes ; un peu d'adhérence entre la rate et la face inférieure du diaphragme ; le foie très-sain, ainsi que les intestins, qui présentent seulement une teinte jaune assez prononcée dans toute leur étendue.

On retrouve quelques observations pareilles dans Ch. Bonet., Anat. prat., vol. 1. *De soporosis affectib.*, pag. 166. *Lethargus qui affectionem pulmonis sequitur, facilè cerebro communicatur*, etc. Percival, méd. m., p. 174, cite une histoire assez semblable à ce que j'ai rencontré dans ma pratique.

Lieutaud en rapporte trois de divers auteurs, qui ont été la suite d'une phthisie pulmonaire, et deux qui furent consécutives à un catarrhe.

Observation d'une Phthisie pulmonaire simulée se terminant par une hydrencéphale occasionnée par des tubercules du cervelet.

DANS le mois de novembre dernier, Jacques, âgé de 30 ans, ouvrier dans une fabrique de chandelles, fortement menacé depuis plusieurs

mois de phthisie pulmonaire, caractérisée par
de la toux, des points de côté, des crachemens
de sang, des palpitations, de la maigreur, sans
avoir jamais eu aucun mal de tête ; tous ces
symptômes se dissipèrent à mesure que ceux
d'une hydrocéphale se développèrent. La première période fut longue et douteuse ; elle fut
accompagnée d'accidens qui me firent soupçonner qu'elle étoit due à une cause semblable à
celle de Sekeledi (p. 98). Le malade mourut le
17.ᵉ jour, à dater du moment où la nature de
la maladie parut évidente.

A l'ouverture, je trouvai deux tumeurs qui
ressembloient à des vomiques grosses comme
de petites noisettes, placées à l'extrémité droite
du cervelet, de la consistance d'un melliceris,
dans un état d'inflammation qui s'étoit communiqué à l'arachnoïne et à la pie-mère, et péné-
troit dans le ventricule droit, la cloison transparente étoit déchirée et macérée dans sa partie
supérieure. Le ventricule gauche n'offroit aucune trace d'inflammation, mais il contenoit,
ainsi que le droit, un épanchement considérable d'eau non coagulable ; les poumons et le
cœur étoient sains, ainsi que je l'avois annoncé.

Des auteurs rapportent quelques cas pareils,
tels que Percival, Lieutaud.

Le rhumatisme, plus qu'aucune autre maladie, se porte sur différens organes : dans l'enfance, il produit facilement une inflammation de péricarde, du cœur, et quelquefois du cerveau ; dans les adultes, il passe d'une articulation à l'autre, il offre la conversion de quelques cas de fausse pleurésie ; tandis que dans un âge plus avancé, il prend une tendance à se porter sur les viscères, et présente dans ces différens cas des symptômes particuliers, suivant l'organe affecté. J'ai vu chez des enfans l'hydrencéphale due à cette cause ; elle s'est guérie à mesure que la poitrine et le cœur sont devenus malades, et quelquefois il en résulte une lésion organique de ce dernier viscère.

Je n'ai été témoin que du cas suivant chez un adulte, où l'hydrencéphale fut due à une conversion rhumatismale.

Dans le mois de mars 1812, un maître serrurier, âgé de 28 ans, se plaignoit depuis 5 ans d'une douleur de rhumatisme fixée sur le bras gauche, qu'il rapportoit à la fatigue qu'il avoit eue aux armées ; elle étoit plus ou moins forte, mais ne l'avoit pas quitté, lorsqu'elle disparut sans cause connue, et se fixa sur le front et le côté droit de la face, y excitoit un grand larmoiement. Le mal de tête devint violent ; il eut des redoublemens de fièvre irréguliers, de l'insomnie. Le 8.ᵉ jour, il survint une attaque de convulsions, les urines présentèrent le sédiment blanc, et les particules micacées brillantes : l'hydrencéphale s'établit, parcourut toutes ses périodes, et il mourut le 18.ᵉ jour. L'ouverture confirma le pronostic.

Rush a vu deux exemples d'hydrencéphale dus à cette cause; Lettson (1) en rapporte un autre.

Notice historique sur l'Hydrencéphale.

Les écrits de plusieurs médecins des deux derniers siècles, renferment, sous les titres de *Colluvies serosa*, *Dolor capitis*, *Morbi convulsivi*, etc., des passages qui indiquent qu'ils avoient quelques notions d'une maladie avec un épanchement d'eau dans les ventricules du cerveau, sans augmentation du volume de la tête (car presque tous, même Morgagni, lorsqu'ils traitent de l'hydrocéphale, entendoient parler d'une maladie avec augmentation du volume de cet organe). Ils en avoient saisi quelques symptômes ; mais s'ils n'en connoissoient pas assez pour former le caractère d'une maladie et en établir le diagnostique, ils n'en avoient pas moins signalé tout son danger.

____

(1) Médec. Mém., Vol. 1, pag. 174.

1584. On trouve déjà dans Hieronimus Mercurialis un passage qui renferme en peu de mots les véritables conséquences de l'hydrencéphale, et qui, s'il eût été bien compris, auroit mis dès-lors les médecins sur la voie d'en saisir la marche naturelle. « Cùm ergò in ce-
» rebro cavitates sint magnæ, et etiàm ventri-
» culi, multò æquius videtur esse, ut humores
» intrà craneum præcipitentur in eas cavitates,
» et apoplexias inducant priùsquam fiat ὑδροκε-
» φαλος. De puerorum morbis. Francfort,
» Vechel, 1584, pages 111 et 113. Cæterùm
» illud verum est, aquam quæ colligitur intrà
» craneum, morbum esse maximè periculo-
» sum. Dixit enim Œtius, veteres prodidisse
» hanc speciem hydrocephaleæ, esse pernitio-
» sissimam, quem deindè secuti sunt Avicen-
» nas et Aly-Abbas, qui dicebant in hâc specie
» mali, non esse ingenium curationis. »

1600. Sennert, pract., lib. I, part. III,
section 2, cap. 26, dit : « Si post capitis dolo-
» rem vehementem, magna sequatur pupillæ
» dilatatio ; exigua sanationis spes est. » Et
ailleurs : « Nonnunquàm accidit ut nervi optici
» contorqueantur, et inflectantur, et cæcitas
» indè inducatur, quæ nisi intrà paucos dies
» desinat, et sponte visio redeat, immedica-
» bile malum est. »

1700. On lit le passage suivant dans Théophile Bonet, contemporain de Manget et de D. Leclerc , médecins célèbres, qui honorèrent la faculté de Genève (1) : « Si in trà » cranium colligatur hic humor , vix cognosci » potest, nisi conjecturâ quâdam , caput enim » propter ossium soliditatem vix intumescit. »

Il rapporte dans son Sepulchretum anatomicum plusieurs observations d'hydrencéphale , sous les titres : *De dolore capitis, de soporosis affectibus, de convulsione*, etc. Je ne citerai ici que la 46.e du même ouvrage, lib. I, sect. 1.re, p. 24, qu'il a puisée dans les ouvrages de P. Borelli. Historiæ et observationes medico physicæ. Francfort, 1676, obs. 58.

« Maria Cueillere, puella duodecim annos » nata, temperamento pituitoso et pingui ha- » bitu prædita, anno 1648, mense maio, ma- » ximo dolore fixo verticis laboravit per 4 » menses ; vocatus fui ad ejus curam , eam » fere sine febre inveni, sed omnia alimenta » rejicientem, aquâ autem solâ, cum saccharo » per multos dies vitam traduxit, de nullâ enim » aliâ re, præter de dolore suturæ coronalis » conquerebatur. Remedia omnia quæ mihi

---

(1) Thes. Méd. pract., Vol 3, pag. 636.

» utiliora visa fuerunt , admovenda curavi ,
» phlebotomia brachii celebrata fuit, inunc-
» tiones et fotus partis dolentis, etc. — Sed
» omnia sine ullo levamine, nullus tamen ade-
» rat tumor vel rubor , tandem ad remedia
» efficaciora deveni, et vesicantia præsidia pone
» aures; et occipitio admota fuerunt , quibus
» cùm non levaretur ipsi parti dolenti, etiàm
» potens vesicans applicandum esse censui ,
» quod cum pari successu peractum fuit, tan-
» dem cucurbitula cum scarificatu, et ultimò
» causticum potentiale regioni dolenti appli-
» cata , nihil profuerunt. Mens adhùc et sen-
» tentia mea erat crucialem celebrare incisio-
» nem., imò et trepano uti , sed mors finem
» miseriis et doloribus ejus, antequàm hæc re-
» media celebrarentur, imposuit.

» Tandem morte hac auditâ, causamque ejus
» agnoscere cupiens, ut posteritati res adeo
» admiranda transferri posset , parentes re-
» nuentes exoravi, eorumque amicos, dicens
» caput puellæ aperiendum esse , non solùm
» ad morbi cognitionem, sed etiàm ut cæteris
» familiæ, si eodem morbo quandòque detine-
» rentur utile foret. Apertum ergò fuit caput
» puellæ, me præscribente, omniaque optimè
» conformata, et sine corruptione (præter spem

» tamen), reperta sunt ; existimaveram enim
» pus copiosum intùs latere, præcipuè quoniam
» paulò ante obitum, per oculum dextrum pu-
» rulentum aliquid emisisset, sed cùm de causà
» agnoscendâ desperaremus, dùm curiositatis
» gratiâ rete mirabile et alias partes chirurgus
» discipulis suis demonstrare voluisset, digitis
» abscessum rupit natibus et infundibulo ce-
» rebri inhærentem, è quo statim aqua claris-
» sima, cum impetu, et ad libras duas exivit,
» quasi è fonte scaturiens, et in altum prosi-
» liens. — Non parùm potuit ad hunc mor-
» bum conferre quod quinque vel sex ante
» morbum mensibus, scabiem capìtis passa erat
» puella nostra, et malè à monachis quibus-
» dam curata repellentibus remediis, et un-
» guentis frigidis fuerat. »

1600. Il y a dans C. Piso, *De colluvie
serosa*, et dans Willis, *De morbis convulsi-
vis*, plusieurs passages et histoires qui me paroissent avoir un rapport évident avec l'hydrencéphale.

1741. Roncal (1) rapporte l'histoire d'une
hydrencéphale, qu'il a extraite des Actes de
Brixen, sous le titre de *Hydrocephalon in
substantiâ medullari cerebri.*

______

(1) Hist. Morb., 1741, Brixiæ fol., pag. 121.

« Excellentissimus doctor noster Bernadinus
» Tombinus, hydrocephalicum puerum post
» duos vitæ annos extinctum, in præsentiâ non-
» nullorum medicinæ doctorum dissecabat,
» cùmque nullum læsionis signum appareret,
» neque extrà, neque intrà cranium, quin imò
» nequè in ipsâ corticali cerebri portione obs-
» tupuerunt omnes, donec tandem cerebri
» cortice aperto tota medullaris substantia (ut
» idem Tombinus prædixerat) corrupta, et in
» aquam conversa apparuit.

» Insolitum hoc naturæ portentum, cùm
» forsan à nemine unquam fuerit observatum,
» nostris actis inserere, non incongruum duxi-
» mus, ad hoc ut ii, qui hæc nostra legerint,
» causas diligenter inquirant, quarum cognitio
» novum fortasse lumen aliquod anatomiæ, vel
» medicinæ conferre poterit. »

1767. L'immortel ouvrage de Morgagni
commence par l'histoire d'une hydrencéphale,
qui lui a été communiquée par Valsalva.

« Puer annos tredecim natus, perspicariori
» ingenio præditus, cujus soror, fraterque ex
» phthisi interierant, cum ipse anno superiore
» pulmonis sinistri inflammatione laborasset,
» corripitur dolore capitis suprà oculos, atque
» horum etiam dolore, circà quos viscida ef-

» fluebat materia. Postridiè delirat, oculos in ad-
» stantes defigit, nonnihil viscida evomit. Deindè
» ex improviso convulsionibus prehenditur : à
» quibus in affectionem quasi soporosam inci-
» dit ; sæpiùs tamen convulsione, cum difficili
» respiratione conjunctà, excitatur. Denique
» moritur. Ventre aperto, sana omnia inve-
» niuntur; quamquam in ventriculo erat humor
» quidam æruginosus, vesica autem lotio, et
» cystis fellea bile turgebant. In Thorace dex-
» ter pulmo à pleurà quidem solutus erat ; sed
» in superiore parte, claviculam versùs, con-
» tinebat tuberculum, nucem juglandem fermè
» æquans, in quo parva erant cava, materiæ plena,
» quæ colore, et mollitie substantiam cerebri
» medullarem referebat : atque hìnc fortasse,
» si diutiùs puer vixisset, initium morbi qui
» sororem, fratremque interemerat, extitisset.
» Pulmo autem sinister, qui inflammationem,
» ut dixi, ante annum passus fuerat, cum pleurâ
» ad dorsum connectebatur. Pericardium seri
» uncias habuit duas, eoque ampliùs ; dexter
» autem cordis ventriculus parvam concretio-
» nem polyposam. Sanguis reliquus nullo modo
» concreverat, quamvis hora jàm esset ab obitu
» decimâ septimâ. Cranio exsecto, dura meninx
» ad sanguiferorum vasorum latera inventa est

» cinero colore infecta. Dum autem hæc, à
» crista, ut vocant, galli avellendo, abrumpe-
» retur, paululùm erupit seri saniosi : seri au-
» tem limpidi quasi uncia indè exivit, quâ fe-
» rebantur nervi Optici. Totum verò cerebrum
» repertum est sanum : in eoque Pinealis glan-
» dulæ insignis magnitudo spectantium oculos
» alliciebat. »

On trouve une réunion d'observations recueillies de toutes parts, dont un grand nombre
se rapportent au sujet qui nous occupe, dans
Lieutaud (1), sous le titre de *Colluvies serosa*.
Elles pourroient fournir le sujet d'un ample
commentaire ; je n'en rapporterai qu'une seule,
le n.° 378, qui m'a paru remarquable par sa
concision et la régularité de sa marche : on ne
pourroit pas aujourd'hui en donner une plus
exacte ; elle est d'un célèbre médecin françois
dont je parlerai plus bas :

« Puer sexennis nonnihil somnolentus di-
» gitos continuò naribus admovebat, flebicita-
» bat, facie alternatìm rubente et pallente,
» videtur interdùm, à vermibus strangulari,
» déjicit viridia et toto corpore convellitur
» duodecimo morbi die obiit.

____

(1) Histor. anatom. medic., 2 vol. in-4, Paris, 1767.

» Nullum erat in abdomine vitium. Cere-
» brum verò molle et quasi pultaceum cons-
» piciebatur cum ventriculis aquæ repletis. »

Un auteur anglais, Blackmore, termine son
chapitre sur l'hydrencéphale par ces paroles
remarquables : « I look or excessive humors
» lodged in the brain as the principal infanti-
» cides. »

Mais le passage qui m'a paru le plus remarquable, et je puis dire qui m'a fait le plus de
plaisir, c'est celui de ce savant médecin françois
qui le premier se servit de l'idée ingénieuse de
Sydenham, de considérer les maladies comme
des familles, pour en faire la base de son système
nosologique. *Sauvages* (1) décrit avec précision
l'histoire de l'hydrencéphale symptomatique,
comme la plus fréquente de toutes. Elle présente
un caractère d'originalité, et diffère entièrement
de celle de Whytt ; comment a-t-elle échappé
à l'observation des médecins ?

------

(1) Trad. franç. par Gouvion , Lyon , 1772.

ÉCLAMPSIA AB HYDROCEPHALO, *convulsion causée par une Hydrocéphale, vulgairement des eaux dans le cerveau.*

« CETTE maladie est très-fréquente et em-
» porte quantité d'enfans, même parmi les gens
» de condition, *et il seroit à souhaiter qu'on*
» *pût la prévenir, car dès qu'elle est dé-*
» *clarée, il n'y a presque plus de remède.*
» Elle attaque les enfans à l'âge de 2 à 5 ans,
» lors surtout qu'ils ont un virus scrofuleux
» dans le sang, et qu'ils sont nés de parens qui
» ont passé par les grands remèdes, et qu'ils
» ont le mésentère rempli de glandes squir-
» rheuses. Elle commence par une inappétence
» et du dégoût pour toutes sortes d'alimens,
» même pour les friandises. Ils sont inquiets,
» de mauvaise humeur, opiniâtres; ils ont le
» visage pâle, le pouls foible, languissant; il
» leur monte par intervalle des feux au visage,
» tantôt sur une joue, tantôt sur l'autre; ils
» perdent l'appétit, la tête leur brûle, ils lan-
» guissent, leurs yeux deviennent fixes et
» troubles; il leur prend des convulsions au
» visage et aux mains, ils deviennent hébétés
» et stupides, leur pouls devient fréquent,

» foible et inégal , et ils meurent au bout de
» quelques jours.

» Lorsqu'on les ouvre, on leur trouve quan-
» tité de sérosité dans les ventricules du cer-
» veau. Willis nous apprend que cela est très-
» fréquent, et pages suivantes, etc. »

De plus grandes perquisitions m'auroient sans
doute fait découvrir d'autres passages dans les
auteurs ; le peu de loisir que me laisse l'exer-
cice de mon état ne m'a pas permis de les faire.

Je rapporterai quelqu'autres recherches probablement peu connues, qui font une partie
plus immédiate de l'histoire de cette maladie.

1718. Ce fut Petit, médecin de Paris, qui,
au rapport de Whytt, traita le premier, parmi
les auteurs modernes de l'hydrencéphale ; il
en donna un aperçu dans les Mémoires de la
Société royale des sciences pour l'année 1718.
Il confond l'état aigu , avec l'état chronique ; il paroît qu'il a vu chez des sujets qui
avoient un vice dans la lymphe, quelques espèces symptomatiques, qu'il attribue à la dentition ou aux affections vermineuses. Il décrit
quelques-uns des symptômes que l'on retrouve
dans la 2.ᵉ période de la maladie aiguë, mais il
parle de l'écartement des sutures, de l'augmentation du volume de la tête, de la ponction du

cerveau toujours mortelle, et donne l'examen cadavérique de l'hydrocéphale chronique, puisqu'il dit que la substance du cerveau n'a pas 2 lignes d'épaisseur, etc. Au reste, son mémoire ne paroît pas avoir fixé l'attention des médecins à cette époque.

1752. Saint-Clair, professeur de médecine pratique de l'université d'Édimbourg, donna en 1752, dans un ouvrage périodique, un des meilleurs en ce genre, rédigé par les médecins écossais, l'histoire d'une fièvre particulière, et d'une épilepsie, qui étoit une hydrencéphale; mais, en praticien habile, il l'indiquoit comme une anomalie qui pouvoit induire en erreur de jeunes médecins.

1753. L'année suivante, John Paisley, chirurgien, de Glascow, publia dans le même journal une observation sur une maladie qu'il appelle *une hydrocéphale*, d'un enfant âgé de 6 à 7 ans; il annonce en avoir vu plusieurs autres atteints de cette même maladie; c'est lui et le Prof.ʳ Saint-Clair qui me paroissent l'avoir signalée les premiers, ou du moins il est probable qu'ils ont mis sur la voie Robert Whytt, qui a le mérite d'avoir publié, en 1768, sur ce sujet le premier ouvrage détaillé; il donne une description assez exacte de

cette maladie (1); il la divise en trois périodes,
d'après l'état du pouls : il caractérise la première par la fréquence de ses pulsations, par
de légers vomissemens, une ou deux fois par
jour, par le mal de tête, l'aversion de la lumière ; la seconde par les accidens nerveux,
vermineux, et surtout par la lenteur du pouls ;
la troisième par l'accélération et l'irrégularité
du pouls, et par les accidens de coma et d'a-
poplexie.

Les termes usités en médecine emportant
une idée pratique, il est plus essentiel qu'on
ne le croiroit d'abord, de faire connoître une
maladie sous la dénomination la plus juste possible : c'est ainsi que le docteur Whytt, trompé
par le mot d'hydropisie, en explique la cause
prochaine par l'action augmentée des vaisseaux
exhalans, qui versent une plus grande quantité
de fluide que les absorbans n'en peuvent reprendre ; en conséquence, il propose les diurétiques, les purgatifs, mais sans espérance de
succès, puisqu'il dit n'avoir jamais obtenu de
guérison.

Il seroit inutile de faire la critique de quel-

---

(1) Observations on of the dropsy the brain by Robert
Whytt. Edimburgh, 1768.

ques opinions particulières , ou de quelques erreurs d'un ouvrage qui fait honneur au génie de son auteur ; aucune description n'a fait encore oublier la sienne ; sa division en trois périodes sera toujours suivie , et l'on n'a rien pu ajouter à son diagnostique ; son explication des symptômes annonce le profond physiologiste qui ne craignit pas, dans le temps, de se mesurer avec Haller.

1772. Fothergill lut, la même année, dans une société de médecine à Londres , des remarques sur l'hydrencéphale , qui furent publiées en 1772 , dans un ouvrage périodique faisant suite au Journal des médecins écossais (1). Il l'indique comme incurable, comme plus fréquente qu'on ne le croit, et cite avec éloge l'ouvrage du docteur Whytt ; il ne croit pas, comme lui, que la maladie mette plusieurs mois à se développer , et qu'à dater du premier symptôme évident, elle dure plusieurs semaines ; il dit qu'elle attaque brusquement des enfans robustes, vifs, pleins de vigueur et de santé, et qu'ils succombent dans 14 jours ; c'est-à-dire qu'il ne parle que de l'espèce idiopathique, éloignant toute idée qui puisse la faire

---

(1) Vol. 4 , Médical. Observations and Inquiries.

attribuer à une maladie antérieure., ce qui a fait croire à quelques médecins que ces auteurs avoient en en vue deux maladies différentes.

Fothergill crut d'abord qu'elle étoit due à des vers, d'autant mieux que deux ou trois cas de guérison étoient des maladies vermineuses qu'il avoit prises pour des hydrencéphales. Quoiqu'il établisse comme un fait que ces deux maladies sont différentes, il propose néanmoins de traiter l'hydrencéphale comme une affection vermineuse ; il donne dès le début le calomel, la rhubarbe, et quelquefois le tartre stibié, puis des vermifuges ; observant avec sagacité que les excitans donnés d'emblée aggravent la maladie, et que le traitement doit être dirigé dans la supposition que la maladie dépend ou des vers, ou de quelques causes d'irritation que l'on peut calmer. Il est étonnant que d'après ces idées, il n'ait pas soupçonné que la cause pouvoit être due à une sorte d'état inflammatoire des ventricules.

Il explique les symptômes par la compression du cerveau, en supposant que le résultat est le même, que la pression ait lieu par la partie extérieure, ou par les parties intérieures du cerveau. Quoique les variations du pouls ne lui eussent point échappé, il n'admet aucune division de périodes de la maladie ; il la décrit avec exactitude, et propose avec défiance la rupture d'un vaisseau lymphatique comme cause prochaine, il termine son mémoire par une observation, faite par le docteur Huck, d'une hydrencéphale confirmée par l'autopsie cadavérique, à laquelle avoit succombé une femme âgée de 50 ans,

On trouve dans le même volume les observations du docteur Watson, qui jettent aussi quelques lumières sur cette maladie, du moins il en décrit trois cas confirmés par l'ouverture. Il termine cette légère notice par des remarques judicieuses sur le diagnostique, et le peu de succès qu'offre l'opération du trépan. Mais, dans un appendice du 50 avril 1770 (1), il donne le journal d'une guérison à peu près spontanée, car il est douteux qu'un seul vésicatoire y eût beaucoup contribué ; observation d'autant plus précieuse, qu'il remarque que jusqu'alors on ne connoissoit aucun cas de guérison (2).

____

(1) Même volume, page 157.

(2) Villan Report on the diseases of London 1801, rapporte l'histoire d'un enfant qui se guérit après avoir été abandonné à sa destinée (after being abandonned to his fate).

Il fit évaporer par la chaleur l'eau épanchée dans les ventricules, et trouva qu'elle ne se coaguloit pas; il établit sur la nature et la présence de cette eau une théorie qu'il seroit facile de réfuter.

1775. Enfin, le 6.ᵉ volume du même ouvrage pour l'année 1784 renferme un mémoire de feu le docteur Dobson de Liverpool, sur une guérison d'*hydrocéphale interne,* obtenue par le mercure en 1775. Ce médecin pensa que si l'on donnoit ce médicament de manière à affecter les glandes salivaires, il exciteroit peut-être l'action des absorbans dans les ventricules, ce qui détermineroit l'absorption du fluide épanché. Que son raisonnement fût bien ou mal fondé, le malade, qui avoit une hydrencéphale assez bien constatée, fut sauvé.

On retrouve dans le même volume de prétendues guérisons de maladies qui n'étoient pas hydrencéphaliques, mais le mercure n'en a pas moins été employé dès-lors d'une manière empyrique, et a dû échouer le plus souvent. J'aurai occasion, dans le traitement, de revenir sur ce sujet.

1772. Macbride (1) fait de l'hydrencéphale

____

(1) Methodic. Introduc. to the theory and practice of physic, London, in-4, 1772, p. 336.

la sixième variété de la fièvre inflammatoire ;
il dit qu'elle paroît être une fièvre nerveuse,
qu'on devroit l'appeler fièvre hydrocéphalique,
parce qu'il observe avec raison que le nom
d'hydropisie emporte l'idée d'une maladie chronique ; il la signale comme étant la plus perfide
de toutes les maladies fébriles, et motive son
opinion par l'analyse abrégée de ses symptômes,
qu'il présente en praticien consommé.

C'est par des considérations analogues à celles
de Macbride, que le professeur Pinel, plus récemment, a proposé aussi de considérer l'hydrencéphale comme une fièvre essentielle, et
de l'appeler *fièvre cérébrale*.

On peut objecter à cette classification, que
la marche de l'hydrencéphale diffère de la
marche régulière du typhus, ou de ses variétés ;
que l'hydrencéphale étant une maladie locale,
ce seroit faire autant de fièvres qu'il y auroit
de lésions organiques, ce qui détruiroit la sim-
plicité qui doit être la base d'un système nosologique ; qu'enfin cette classification ne s'applique tout au plus qu'à quelques cas particuliers, et non pas à l'ensemble de la maladie,
ce qui tient à ce que plusieurs maladies différentes ont leur siége sur un même organe, et
qu'on a confondu ce qui leur appartenoit en

commun, tandis qu'on devoit rechercher ce
que chacune d'elles a de particulier pour les
signaler, et les reconnoître.

Cette classification n'est conforme ni avec la
marche de l'hydrencéphale, ni avec ses terminaisons, ni surtout avec son traitement, qui
diffère de celui des fièvres continues.

On doit enfin observer que cette maladie
attaque plus particulièrement les enfans, tandis
que le contraire a lieu pour le typhus.

1774. Ludwig publia en 1774 une dissertation *de hydrope cerebri puerorum,* recueillie
par Baldinger (1) ; c'est une compilation des
auteurs qui avoient écrit sur ce sujet, car il dit
n'avoir vu lui-même aucun malade (2). Quoique
cette compilation contienne des vues judicieuses, elle ne me paroît pas avoir avancé la connoissance de cette maladie. Il l'envisage comme
une hydropisie ; il ne propose aucun plan de
traitement, faisant observer que jusqu'alors
tous les malades avoient succombé.

1779. Le savant et respectable Dr Odier
donna un mémoire sur l'hydrencéphale interne,
qui fut lu à la Société royale de médecine de

-----

(1) Sylloge Select Opus et Gotting, 1780, V. 5.
(2) Page 121.

Paris, en 1779, et publié dans ses mémoires de cette année. On y trouve une description de la maladie, d'une exactitude remarquable. Il en signala le premier la physionomie, ou l'habitus, que l'on ne peut plus oublier, ni méconnoître, une fois qu'on l'a vu. Il indiqua l'oscillation des pupilles comme un symptôme qu'il crut lui être particulier, mais que l'on voit dans d'autres affections du cerveau; il établit une mortalité de 3 sur 4 : il suppose qu'il y a, à Genève, 16 à 18 enfans par année atteints de cette maladie; et, établissant une proportion avec la population de Paris, il en infère que le nombre doit s'élever annuellement, dans cette dernière ville, à plus de 400 : l'expérience a confirmé ce qu'il a dit de ses causes, telles que les chutes, les coups à la tête, les maladies éruptives, l'abus des vomitifs, etc.; cependant il me paroît que, comme plusieurs de ceux qui ont écrit avant lui, il prend l'effet pour la cause. « La cause » prochaine, dit-il, de l'hydrocéphale, c'est- » à-dire la cause immédiate et directe qui pro- » duit les symptômes par lesquels elle se ma- » nifeste, est donc un épanchement de sérosité » aqueuse dans les ventricules du cerveau, et » par conséquent la principale indication qui » se présente à suivre dans le traitement de

» cette maladie, c'est de procurer la résorption
» de cette sérosité. » Il insiste sur les diurétiques, mais il émet une idée neuve et impor-
tante dans le traitement, celle de réveiller par
des stimulans l'action du principe vital en-
gourdie, pour ainsi dire, par la compression
que l'épanchement produit à l'origine des nerfs :
les remarques qu'il fait sur l'emploi des toniques, tels que le vin, les fleurs de zinc, les
vésicatoires, sont d'une utilité pratique journa-
lière, et se retrouvent citées dans la plupart
des ouvrages postérieurs. Ce mémoire est un
des meilleurs qui aient été publiés.

Jusqu'à cette époque, les différens médecins qui se sont occupés de cette maladie, et
même récemment encore le docteur Carmichael
Smyth (1), l'ont considérée comme une hydropisie due à un état trop aqueux du sang, ou
à une foiblesse locale, par laquelle les vaisseaux
exhalans du cerveau versent une plus grande
quantité de sérosité que les absorbans ne peuvent en reprendre.

On peut objecter à cette théorie, qu'il y
auroit probablement une diathèse leucophleg-

______

(1) A treatise on hydrencephalus or dropsy of the
brain, London, 1714.

matique, qui n'a lieu presque dans aucun cas ;
que les hydropisies générales se terminent rarement par une hydrencéphale, et que, en admettant avec quelques médecins que ce fût une
hydropisie inflammatoire ou aiguë, ce qui me
paroît peu probable, car cet épanchement n'est
qu'une des terminaisons les plus fréquentes
sans doute de cette maladie, mais non pas
l'unique ; encore l'ont-ils mal saisie, puisque,
d'après leur opinion, il y auroit une période
inflammatoire, qu'ils ont méconnue, pour ne
s'occuper que de celle de l'épanchement, sans
même songer que ce dernier occasionnoit par
sa compression un état apoplectique, pour lequel le traitement de l'hydropisie à cette époque a constamment échoué.

Le docteur Cullen, d'après les observations
de Quin (1), a placé, dans la 2.ᵉ édition de
sa Nosologie, en 1780, l'hydrencéphale parmi
les apoplexies ; il en fait la troisième espèce,
sous le nom d'apoplexie hydrocéphalique, re-
portant l'espèce chronique parmi les hydropisies. Il conserve à celle-ci son ancien nom,

____

(1) Voyez la dissertation inaugurale, Edimbourg,
1779. Elle a été réimprimée dans le Systema medicinæ
practicæ de Webster, et dans le 4.ᵉ vol. du Thesaurus
medicus.

dont il forme le second genre des tumeurs
aqueuses, qu'il définit ainsi : *Capitis intumes-
centia mollis, inelastica, et hiantibus cranii
suturis.*

Ce célèbre médecin fait observer qu'il est
difficile de classer dans la nosologie les maladies
dont le type varie pendant leur marche, et
qu'il préfère rapporter celle-ci à l'apopolexie,
plutôt qu'à l'hydropisie,

1.° Parce que l'apoplexie hydrocéphalique
dont est question n'est, en aucune manière,
sensible aux sens ;

2.° Parce qu'elle diffère beaucoup par ses
symptômes de l'hydrocéphale chronique ;

3.° Parce qu'elle a de grands rapports avec
l'apoplexie séreuse, par sa cause prochaine, en
ses symptômes.

Cette classification me paroît erronnée,

1.° Parce que l'espèce chronique est le plus
souvent une suite de l'aiguë, et qu'il en fait
deux genres différens ;

2.° Parce que l'hydrencéphale diffère essentiellement de l'apoplexie, et qu'elle paroît
même avoir fort peu de rapports avec elle.

La cause prochaine de l'apoplexie, selon le
docteur Cullen, est une compression de l'origine des nerfs ; celle de l'hydrocéphale est liée

avec celles qui produisent une inflammation. Les attaques d'apoplexie ont rarement lieu avant l'âge de 40 ans : l'hydrencéphale est d'autant plus rare, qu'on s'éloigne de l'enfance; et, sans parler de l'apoplexie nerveuse ou sanguine, l'apoplexie séreuse même, si toutefois on peut la déterminer avant la mort, n'a pas la marche de l'hydrencéphale : l'épanchement se fait plus souvent tout-à-coup dans l'apoplexie, et plus lentement dans l'hydrencéphale.

Les causes prédisposantes de l'apoplexie, comme l'intempérance, l'inaction, n'ont pas lieu dans l'enfance, et n'ont aucun rapport avec celles de l'hydrencéphale : la prédominance du système veineux, qui s'établit à mesure que celle du système artériel diminue; la gêne dans la circulation, soit par ossification, soit autrement; l'absence enfin des symptômes fébriles dans l'apoplexie, établissent une différence réelle entre ces deux maladies; les symptômes précurseurs qui devroient offrir quelque analogie entr'elles, puisque leur siége est dans le cerveau, différent aussi essentiellement.

Cette classification est basée sur quelques symptômes communs à la terminaison de l'une et de l'autre maladie, qui ne suffisent pas pour les considérer comme étant de même nature.

Dans sa dissertation inaugurable, le docteur Quin publia à Édimbourg, en 1779, sur la cause prochaine de cette maladie, des considérations qui lui avoient été communiquées par son père, praticien distingué de Dublin. Ce fut lui, à mon avis, qui jeta les premières lumières sur une maladie jusqu'alors obscure, et qui posa la base d'un traitement judicieux.

1790. Quin (1) expose ainsi ses opinions :

« En considérant le début, la marche et la
» durée de l'apoplexie ; en se rappelant que
» ceux qui en sont atteints jouissent d'une forte
» constitution, et ont les facultés intellectuelles
» très-développées, ce qui n'a aucun rapport
» avec les causes éloignées de la cachexie, on
» soupçonnera que ces causes sont nécessaire-
» ment d'une autre nature que celles de l'hy-
» dropisie, et en ont une intime avec celles
» des maladies aiguës ; » et, apportant à l'ap-
pui de ces considérations un grand nombre
de faits qui les confirment, le docteur Quin en
» conclut » que cette maladie doit toujours son
» origine à une accumulation morbide de sang
» dans les vaisseaux du cerveau, qui quelque-

---

(1) Treatise on the dropsy of the brain, etc. Dublin, 1780, in-8.

» fois s'élève jusqu'à un certain degré d'inflam-
» mation, ce qui produit le plus souvent, mais
» pas toujours, un épanchement d'eau avant la
» mort. »

Cette opinion a été adoptée ou modifiée par
d'autres célèbres médecins, tels que le professeur Baumes (1). « Il suppose que cette maladie
» est due à une affection inflammatoire, et
» peut être spasmodique de l'arachnoïde ; la
» nature particulière de cette inflammation se
» rapproche de l'érythème et de l'érysipèle.

» Les fonctions majeures de l'arachnoïde,
» dit-il, sont de pomper la lymphe qui se dis-
» tribue dans le cerveau ; l'inflammation, ou
» le spasme, suspend l'effet de cet usage im-
» portant ; la collection d'eau dans les ventri-
» cules, phénomène essentiellement lié avec
» l'état morbide de l'arachnoïde, en est la con-
» séquence naturelle. » Il croit que dans *l'hydrencéphale interne* l'arachnoïde est frappée
d'inflammation, et que dans *l'hydrocéphale
interne chronique* le spasme seul occupe cette
membrane, ou que s'il y a inflammation dans l'un
et dans l'autre cas, elle est érysipélateuse dans
la première espèce, et érythématique dans la

---

(1) Annal. de Med. de Montpellier, Vol. 1.

seconde. Il suppose que la différence qui existe entre l'érysipèle et l'érythème ne se trouve que dans l'intensité de la maladie : dans l'hydrencéphale interne, où il y a une fièvre vive, il propose les sangsues, les bains de pieds, les lavemens, les poudres de camphre nitrées, etc.; dans l'hydrocéphale interne chronique, où les symptômes intenses sont moins remarquables, il propose, avec les délayans, les poudres de camphre et d'opium, surtout s'il y a beaucoup d'anxiété et de convulsions ; il conseille d'y ajouter le calomel, si la maladie est plus avancée et s'il y a un épanchement d'eau. Si la 2.ᵉ période s'établit, malgré ces remèdes, il indique l'usage alternatif, combiné ou successif, des purgatifs et des excitans.

On pourroit faire plusieurs objections à cette théorie, surtout à la modification qu'y a apportée le savant professeur Baumes, en fixant l'arachnoïde comme le siége de l'inflammation ou du spasme ; car comment la substance du cerveau sur laquelle cette membrane repose, n'y participeroit-elle pas plus ou moins ? De même on peut difficilement admettre l'opinion que cette distinction d'inflammation ou de spasme soit la cause de la différence de *l'hydrocéphale interne* d'avec *l'hydrocéphale interne chronique*, puisqu'il est assez évident que cette dernière est une suite de la première, et qu'il n'est pas probable qu'un spasme de si longue durée s'établît après qu'une action inflammatoire se seroit terminée. Mais peu importe l'idée qu'on se forme à ce sujet, on ne sauroit se refuser à voir, avec M. le professeur Baumes, qu'on n'obtient de guérison dans la 1.ʳᵉ période, qu'en la traitant comme étant due à une inflammation d'une nature particulière, quel que soit le siége qu'on lui suppose dans le cerveau.

Le docteur Rush (1), de Philadelphie, pense que l'hydrencéphale, dans la 1.ʳᵉ période, est due à des causes qui produisent un degré moindre d'inflammation de celui qui constitue la frénésie, et que la 2.ᵉ période est l'effet d'un degré plus léger de cet épanchement, qui produit l'apoplexie séreuse dans les adultes ; il appelle le premier mode d'agir frenicula, comme un diminutif de frénésie ; il donne au second le nom d'apoplexie chronique.

Cette théorie, qui me paroît fort obscure, n'est pas fondée sur l'ensemble de la maladie, mais elle est liée à des opinions systématiques

____

(1) Med. inq. and obs. Rush. Philad. 1793. vol. 2.

qui résultent de quelques symptômes ou de quelques cas particuliers.

Une inflammation étant autant le résultat de la cause qui la produit, que celui de la prédisposition du sujet, on ne connoît pas cette diminution de degré qui d'une frénésie en fait une frenicula, d'autant plus qu'il y auroit des nuances dans la violence des symptômes de l'un à l'autre, et il n'y en a pas. Ce diminutif, au moins, devroit établir une plus grande probabilité de guérison ; c'est précisément le contraire, car, quoiqu'une frénésie soit une maladie dangereuse, l'hydrencéphale confirmée l'est plus encore.

2.° On ne doit pas perdre de vue que la frénésie attaque toujours la surface du cerveau, ou ses enveloppes, tandis que l'hydrencéphale ne les attaque jamais, et qu'elle a constamment son siége dans les ventricules, à moins que, d'après ces considérations, le docteur Rush n'en fît une *phrenitis interna*.

3.° On doit considérer cette inflammation comme étant d'une nature différente de celle qui produit la frénésie, puisque les altérations organiques qu'elles produisent ne sont pas les mêmes.

Enfin, dit-il, elle est un moindre degré de

cet épanchement, qui produit l'apoplexie séreuse. Ce moindre degré indiqueroit - il une
différence de quantité dans l'épanchement ?

Je considère l'hydrencéphale comme étant
due à une inflammation active dans l'idiopathique et dans quelques espèces de symptomatiques, et passive dans les autres, dont le siége
est probablement dans la substance cérébrale
qui forme les parois des ventricules, et peut-
être dans la membrane qui les tapisse par suite
du contact de celle-ci avec elles ; sous ce rapport, on devroit donc l'appeler *cephalitis interna*.

Cette inflammation a quelque chose de particulier qui a beaucoup d'analogie avec les inflammations membraneuses ou érysipélateuses ;
elle peut être comparée à ce qui se passe dans
certain cas d'inflammation du péricarde ou de
la poitrine, dû à une goutte rétrograde ou à
une répercussion de dartre, qui se terminent
par un épanchement séreux et non pas purulent, et dont la cause, les effets et le traitement
sont différens des flegmasies essentielles.

Je serois porté à croire que c'est une inflammation des systèmes exhalans, plutôt que des
extrémités capillaires artérielles. Surtout, quand
je réfléchis à la rapidité de l'épanchement, qui

est toujours aqueux et n'est jamais purulent ;
que cette maladie ne cède pas aux moyens usités
dans les véritables flegmasies ; au résultat des
ouvertures cadavériques, qui montre que la
substance médullaire est seule altérée, mais
d'une manière différente de l'inflammation purulente, suite de la frénésie : quand je considère encore qu'on ne trouve de traces d'altération dans le tissu de l'arachnoïde qu'autant
que la substance cérébrale médullaire avec laquelle elle est en contact, est elle-même altérée ; qu'enfin, lorsque la maladie devient
chronique, peut-être même dans tous les cas,
il existe une double action, l'une dans le système absorbant, qui tend à altérer la substance
cérébrale en la réduisant quelquefois à l'épaisseur de quelques lignes, l'autre dans le système
exhalant, qui augmente l'épanchement : toutes
ces raisons me confirment dans l'idée que les
extrémités artérielles ne jouent qu'un rôle secondaire dans l'hydrencéphale, puisque dans
des cas rares d'*une inflammation vraie* de la
portion de l'arachnoïde qui tapisse les ventricules, on trouve cette membrane épaissie avec
des adhérences ou des épanchemens purulens
dans ces cavités ; état qui ne se rencontre jamais dans l'hydrencéphale sans complication,

quoiqu'il y ait des symptômes communs à l'une
et à l'autre maladie , puisqu'elles attaquent le
même organe, mais avec des résultats différens,
parce que la nature de l'inflammation est différente.

Une considération enfin , qui me paroît
aussi forte qu'aucune autre , doit se déduire
de la non coagulabilité du fluide contenu dans
les cavités du cerveau , phénomène fort sin-
gulier, car la nature est une dans ses fonctions. Puisque toutes les membranes séreuses
secrètent une sérosité coagulable , si celle-ci
étoit une secrétion de l'arachnoïde, pourquoi
ne se coagule-t-elle jamais? Quel est donc l'organe secréteur? quel rôle, ou quelle part a le
cerveau lui-même dans sa formation? car jusqu'à présent on n'a trouvé l'eau coagulable que
dans des cas chroniques très-rares et mal ob-
servés; je n'en connois aucun où on l'ait trou-
vée telle dans l'état aigu.

Je présente avec défiance ces doutes sur la
nature et le siége de cette inflammation, mais,
comme praticien, il me paroît que cette inflammation est d'une nature particulière qui,
combinée avec l'influence du cerveau sur l'é-
conomie animale, explique toute la gravité de
la maladie.

Sans vouloir affirmer que l'espèce de modification de cette inflammation d'un ou de plusieurs des ventricules, tienne à son siége ou à une nature particulière, je fais observer que la marche de la maladie, le traitement et l'examen cadavérique prouvent que l'inflammation de l'hydrencéphale n'est pas de même nature que celle de la frénésie ou de l'entérite.

On a dans la 1.re période une maladie inflammatoire, qui ne tarde pas à être compliquée dès la 2.e, par l'altération des fonctions du cerveau, dans le centre duquel se passe l'action morbide, ce qui est caractérisé par des symptômes nerveux résultant en partie de l'irritation du cerveau, qui se propagent fort avant dans la maladie, et en partie par les effets de l'épanchement aqueux, qui offre les symptômes de compression et d'apoplexie.

Ceci établit deux états différens, qui se succèdent. Cette distinction, utile pour la pathologie et pour le traitement de la maladie, ayant échappé à l'attention des médecins, ils ont été induits en erreur : les uns, n'ayant égard qu'à la 1.re période, l'appellent *frenicula ;* d'autres en font une *arachnoïdésie ;* d'autres, ne tenant compte que d'une des terminaisons de la maladie, l'ont regardée comme étant une *hydro-*

pisie, même enkystée, quoique le peu de succès de leur traitement eût dû les détromper : le docteur Cullen l'a placée parmi les apoplexies, sous le nom d'*apoplexia hydrocephalica*, tandis que de célèbres médecins en ont fait une variété du typhus, ou une fièvre cérébrale ; à cause de son siége, de la foiblesse, et des symptômes nerveux, *je la considère comme une inflammation des parois des ventricules d'une nature particulière, différente de l'inflammation flegmoneuse, dont l'épanchement aqueux est la plus fréquente terminaison, mais non pas l'unique.*

Ce sont ces considérations qui m'ont déterminé à adopter la dénomination d'hydrencéphale, plutôt que de conserver celle d'hydropisie aiguë des ventricules du cerveau, ou celle d'hydrocéphale aiguë, quoique, dans le fait, elles signifient toutes à peu près la même chose ; mais, outre que celle d'hydrencéphale est plus exacte, parce qu'elle indique le siége de la maladie, elle m'a paru tendre, par sa nouveauté, à détruire une erreur chez quelques médecins, qui, si on lui conservoit sa dénomination première, considéreroient cette maladie et la traiteroient encore comme étant une hydropisie : peut-être aurois-je mieux rempli mon

but en la dénominant *cephalitis interna hy-
drencephalica.*

DE L'ÉPANCHEMENT DANS LES VENTRICULES.

1.º L'ÉPANCHEMENT est l'effet et non pas la
cause de l'irritation fébrile ou de l'inflammation ; c'est par cette dernière que l'on doit expliquer tous les symptômes de la 1.re période,
tels que les maux de tête, le dégoût, la lassitude, la fréquence du pouls. Un épanchement
aussi rapide ne peut avoir lieu que par une action augmentée dans les exhalans, et c'est cette
action qui est elle-même la maladie.

Je considère donc cet épanchement comme
la conséquence d'une inflammation d'une nature
particulière, qui n'a pas été assez grave pour
faire périr le malade dans la 1.re période, puisque plus elle est violente, plus elle est rapidement mortelle, et moins il y a d'eau épanchée,
et que quelquefois même il n'y en a pas du
tout : on ne doit cependant pas en conclure
que, dans ce dernier cas, le malade ne soit
pas mort d'une hydrencéphale, car l'épanchement n'est qu'une des suites les plus fréquentes
de cette inflammation particulière, qui peut se
terminer également par une altération orga-

nique du cerveau, caractérisée par cécité, surdité, épilepsie, sans qu'il y ait nécessairement
aucun épanchement.

2.° Quoique cet épanchement, suite d'une
inflammation, devienne lui-même une puissante
cause de nouveaux symptômes de compression
ou d'apoplexie, il n'est pas toujours mortel,
puisque dans quelques cas, il y a, pendant la
maladie, une augmentation du volume de la
tête, qui diminue à mesure que la guérison s'é-
tablit. Quelquefois aussi l'épanchement continue, et donne lieu aux hydrocéphales chroniques, dont on peut presque toujours rapporter
l'origine à l'état aigu.

3.° La maladie aiguë peut être suivie par une
maladie chronique, qui, dans plusieurs cas,
offre une suite de phénomènes différens de ceux
qui l'ont précédée ; ce n'est pas seulement un
épanchement chronique d'eau dans les ventricules, car il s'établit dans le cerveau une double
action, dont l'une est peut-être une absorption
réelle de la substance cérébrale, l'autre est un
épanchement aqueux dans ses cavités. Dans les
jeunes sujets, les os cèdent, et la tête augmente
de volume ; dans un âge plus avancé, lorsque
les sutures sont réunies, il est rare, quoiqu'il
ne soit pas sans exemple, que cet effet ait lieu.

Cette absorption de la substance cérébrale n'est pas apparente, on ne peut pas la comparer à ce qui se passe dans le poumon, où une vomique ne fait que comprimer les cellules, mais ne les détruit pas : ici le cerveau s'amincit, les circonvolutions s'effacent, la substance cérébrale diminue et se réduit à l'épaisseur de quelques lignes et au poids de quelques onces. Ainsi, le cerveau et le cervelet de l'enfant dont j'ai rapporté l'histoire (pag. 43), étoient diminués en poids environ des cinq sixièmes. On trouve plusieurs faits semblables : Fabry de Hilden, 328, *cerebrum in saccum extensum;* 525, *aqua ipsa cerebrum ferè obliterabat.* Morgagni, *epist.* 12, 5, *cerebrum hydrocephali attenuatum ;* 8, *cerebrum inspectione nullum est videtur ; — radicem cerebri in fibras defluxisse.* D'où je ne serois pas éloigné d'admettre l'idée du docteur Cheyne, c'est que l'eau est un moyen de compression dont la nature se sert pour remplacer l'absorption probable du cerveau, et empêcher par-là le collapse qui auroit lieu.

Quoique cette altération organique du cerveau soit très-singulière et difficile à expliquer, comme elle ne ressemble en rien à aucune des terminaisons de l'inflammation flegmoneuse, elle tend à me confirmer dans mon opinion, que la nature de l'inflammation de l'hydrencéphale diffère de celle de l'inflammation flegmoneuse, puisque les altérations organiques révèlent, en quelque manière, la nature de la cause qui les a produites.

4.° Les symptômes de l'hydrencéphale n'ont lieu qu'autant que l'épanchement est l'effet d'une action morbide particulière des ventricules, et qu'il n'est pas la suite d'une gêne dans la circulation du cerveau, ou d'un état de foiblesse du système exhalant, et absorbant, qui permettent une accumulation plus ou moins grande de la sérosité, que l'on retrouve dans toutes les cavités ; ce qui a lieu dans les épilepsies, surtout dans la manie, et dans tous les autres cas de longue durée des maladies organiques du cerveau, comme tumeurs, tubercules, malaladie des os de la tête sans inflammation ; ou lorsqu'à la suite de maladies chroniques de la poitrine, du bas-ventre, il semble s'établir une *sympathie de foiblesse* entre les membranes séreuses de ces organes et la portion de l'arachnoïde qui tapisse les ventricules, ce qui produit à la longue une accumulation d'eau, le plus souvent sans aucun symptôme qui en indique sa présence. Cette accumulation constitue une *véritable hydropisie du cerveau,* maladie bien différente de celle qui nous occupe.

Si cet épanchement se fait rapidement et avec abondance, comme dans l'apoplexie séreuse, il est précédé, accompagné ou terminé par une série de symptômes particuliers tout autres que ceux de l'hydrencéphale, avec lesquels il est impossible de le confondre ; il n'est pas accompagné d'un état inflammatoire : il arrive subitement dans l'apoplexie séreuse. La durée de ces deux maladies n'est pas la même. Circonstances qui font qu'elles diffèrent entr'elles, puisque c'est une réunion de symptômes particuliers, et non pas une altération organique qui caractérise une maladie.

5.° On a pris une des terminaisons de la maladie pour sa cause immédiate ou prochaine, et on a tout rapporté à cette cause ; mais quoique les symptômes d'épanchement soient douteux, cela ne doit pas influer sur le diagnostique ni sur le traitement, puisque le premier repose sur l'ensemble de la maladie, et ne repose point sur une de ses terminaisons ; et que le second échouera toujours si l'on traite l'hydrencéphale uniquement comme étant une hydropisie.

Des Ventricules du Cerveau et de leurs Maladies.

On peut appliquer aux maladies des ventricules du cerveau la même doctrine qu'à celles de la capacité de la poitrine. Plusieurs maladies, quoique d'une nature différente, se terminent par un épanchement dans cette dernière cavité. Les unes sont dues à une inflammation active, d'autres le sont à une passive ; quelquefois c'est seulement une congestion sanguine, ou une maladie nerveuse, ou bien ce peut être encore un obstacle ou une gêne dans la circulation, qui détermineront cet épanchement.

Chacune de ces maladies a des symtômes qui lui sont propres dans son début ; mais à mesure que, par leur durée, ou plutôt par leur mode d'agir, elles déterminent un épanchement, leurs symptômes particuliers se dissipent ou se masquent pour faire place à ceux de l'hydrothorax. Bientôt, le plus souvent, quelle que soit la cause de cette dernière maladie, l'effet sera semblable ; il ne différera plus que par des chances plus ou moins grandes de guérison.

Ceci peut s'appliquer à ce qui se passe dans les ventricules, qui me paroissent être au cer-

veau ce que sont aux viscères thorachiques les
cavités de la poitrine.

On rencontre de ces cas rares d'une phleg-
masie essentielle de la portion de l'arachnoïde
qui tapisse les ventricules, à la suite de laquelle
celle-ci s'altère et s'épaissit, ou bien les ventricules se remplissent d'un dépôt purulent. Quelquefois un état nerveux du cerveau avec amai-
grissement de tout le corps, a lieu long-temps
avant le développement des symptômes d'hydrencéphale ; d'autres fois c'est une affection
fébrile, peu grave en apparence, ressemblant
à une fièvre bilieuse simple , ou rémittente, et
qui résulte d'une lésion des ventricules ; dans
d'autres cas, c'est une maladie d'une inflammation particulière, qui débute par un violent mal
de tête, suivi bientôt, s'il n'est pas précédé ,
par de vives attaques de convulsions ; ou bien
c'est une scarlatine répercutée qui occasionne
peut-être alors une véritable hydropisie aiguë,
dont l'épanchement dans les cavités du cerveau
fait que cette maladie ne tarde pas à ressem-
bler à une hydrencéphale, etc.

Ces considérations me paroissent prouver
assez évidemment que les ventricules sont
passibles de maladies différentes, qu'elles ne
tardent pas à paroître semblables à mesure que

la première période s'avance ; on a confondu la plupart d'entre elles sous la dénomination commune d'hydropisie aiguës des ventricules du cerveau.

On n'a peut-être pas assez approfondi ni les fonctions importantes que remplissent les ventricules dans l'économie animale par leur situation unique dans le centre du cerveau, ce qui les met en rapport direct avec l'origine de plusieurs paires de nerfs, ni la différence que doit apporter à la marche, au développement des maladies de ces cavités, leur cause, et la place qu'elles occupent ; ni la sensibilité de l'organe lui-même, qui, gêné par la boîte osseuse qui le renferme, ne lui permet pas de supporter une action augmentée dans les vaisseaux, ou un épanchement rapide, qui agit dans plusieurs cas comme un corps étranger, sans produire les accidens les plus graves, et les symptômes propres à la lésion de ces cavités, tels que la lenteur du pouls, un dépôt particulier dans les urines, le cri hydrencéphalique, etc.

Le nombre des hydrencéphales diminuera à mesure que cette maladie sera plus étudiée et mieux connue ; alors son traitement n'offrira plus autant de vague, d'incertitude, et souvent même de contradiction.

On doit donc chercher maintenant à distinguer ces différentes affections les unes des autres, à ne les plus confondre entr'elles ; c'est cette partie du diagnostique qu'il faut étudier, et qui est la plus utile, puisqu'une fois que la première période méconnue ou masquée a fait place aux suivantes, elles deviennent toutes semblables en apparence, et qu'elles offrent à chaque moment moins de chances de guérison.

DIAGNOSTIQUE.

Le diagnostique est d'autant plus important, que la guérison dépend de la perspicacité du médecin qui prévient la maladie avant qu'elle existe réellement, car, à mesure qu'elle se développe, les ressources de l'art deviennent de plus en plus incertaines.

L'obscurité du diagnostique est due à l'immense variété des causes qui tendent à produire l'hydrencéphale , à l'irrégularité de la marche des périodes, au défaut absolu d'un symptôme pathognomonique, ou même à l'incertitude d'une réunion de symptômes qui puisse le remplacer.

L'hydrencéphale symptomatique pouvant être la suite de plusieurs maladies différentes,

peut être confondue avec elles dans la 1.re période, comme avec une fièvre bilieuse simple,
une fièvre catarrhale, le travail de la dentition,
les vers, un état de dérangement des fonctions
du bas - ventre, etc. ; et dans la 2.e période
elle peut être prise pour une fièvre ataxique,
une fièvre rémittente bilieuse d'un mauvais caractère, etc.

Si on vouloit établir le point de contact ou
de ressemblance qui existe entre les hydrencéphales idiopathiques ou symptomatiques, et les
maladies avec lesquelles on peut les confondre,
il faudroit prendre chacune d'elles à part et les
comparer une à une, ce qui nécessiteroit un travail immense, et qui seroit inutile, puisqu'il n'est
pas difficile de distinguer deux maladies simples,
en les comparant l'une à l'autre ; mais la difficulté du diagnostique augmente à mesure qu'elles
sont plus en contact, qu'elles paroissent se compliquer ou se confondre, et alors le tact du
praticien lui indique seul ce que les distinctions
les plus fines n'apprendront jamais à celui qui
en manque.

Je crois ne devoir pas entrer dans ces détails, mais je pense qu'il faut apporter plus
d'attention, pour la sûreté du diagnostique, à
l'histoire des hydrencéphales et aux symptômes

qui leur sont particuliers, et examiner en quoi elles-mêmes diffèrent d'avec les autres maladies, et non pas en quoi elles leur ressemblent : lorsqu'on aura établi d'une manière évidente ce qui est propre aux hydrencéphales, il sera facile de les signaler, qu'elles se présentent simples, ou compliquées.

Le diagnostique, en général, est d'autant plus difficile à établir, que les malades sont plus jeunes, et que la 1.re période offre une grande irrégularité de symptômes : ceci s'applique plus particulièrement à la première variété décrite, car la seconde, violente dès son début, offre moins d'incertitude ; mais bientôt, même avant la fin de la 1.re période, l'hydrencéphale, quelle qu'elle soit, ayant une marche particulière à elle, il est impossible de la méconnoître.

Lorsqu'on est appelé près d'un jeune malade qui perd ses forces, qui a eu une attaque de convulsions sans cause évidente, qui se plaint de douleurs de tête ou de ventre, qui a des envies de vomir sans nausées, surtout lorsqu'il est assis, et que souvent une forte dose d'émétique agit peu ; qui craint la lumière, qui a des redoublemens irréguliers que l'on ne peut rapporter à aucun genre de fièvre ; que les urines offrent un dépôt micacé, que la maladie ne cède pas au traitement, qu'au contraire le pouls se ralentit et ne bat que 60 à 70 pulsations par minute, et que des symptômes d'un état morbide des ventricules du cerveau se développent et s'aggravent, on ne peut méconnoître une hydrencéphale, surtout si le malade jette des cris hydrencéphaliques, si les selles deviennent vertes, glaireuses, luisantes comme du verre fondu; si le strabisme s'établit, si les pupilles se contractent d'abord à l'approche d'une bougie, pour se dilater presque aussitôt, quoique la lumière soit toujours devant elles; si souvent même il conserve dans cet état un appétit vorace; s'il devient comateux, s'il prend des attaques de convulsions ou de paralysie partielle, ou de grandes foiblesses; si le pouls a repris un degré de vîtesse considérable. On sera forcé de considérer cette maladie comme particulière, différente de toute autre, mais on comprend pourquoi les accidens nerveux, communs aux maladies vermineuses, à la dentition difficile, aux fièvres malignes ou comateuses, symptômes que l'on retrouve aussi dans l'hydrencéphale, ont pu faire confondre ces maladies les unes avec les autres.

PRONOSTIC.

LE pronostic varie suivant la cause ou l'espèce de l'hydrencéphale et la disposition du
sujet, bien plus que selon le degré de violence
des symptômes; il y a des espèces qui, jusqu'à
ce jour, ont été incurables, telles que celles
qui surviennent tout-à-coup dans le milieu ou
sur la fin d'une fièvre bilieuse, bénigne en apparence, lorsque le malade a reçu précédem-
ment un coup à la tête, ou éprouvé une forte
commotion, ou à la suite d'une coqueluche,
ou à la fin d'une maladie chronique chez un
individu déjà épuisé, ou chez ceux qui y sont
fortement prédisposés.

Un autre cas non moins fâcheux, c'est lorsque la maladie est idiopathique chez les adultes,
non pas que je veuille établir par-là que plus
on avance en âge, plus le pronostic est fâcheux, quoiqu'elle soit en général moins dangereuse avant la dentition, mais je n'ai pas encore obtenu de guérison dans des cas idiopathiques, après l'âge de puberté.

Il y a, au contraire, d'autres espèces qui
offrent plus de probabilité de succès, telles que
celles qui ont lieu dans les épidémies de fièvres

catarrhales, dans la scarlatine répercutée, et même dans les fièvres malignes, ou dans les hydrencéphales qui sont occasionnées par les vers, ou la dentition, dont les symptômes se dissipent quelquefois presque aussitôt que la cause d'irritation a disparu ; c'est ce que l'on voit plus évidemment encore dans celles qui sont la suite d'un dérangement dans les fonctions du bas-ventre, ce qui démontre l'importance et l'attention qu'on doit donner au traitement prophylactique, qui m'a paru avoir été trop négligé jusqu'à présent, soit pour s'opposer au développement de la maladie, soit pour prévenir les rechutes. Mais quelle que soit sa cause, lorsque l'hydrencéphale est guérissable, c'est en portant une attention particulière aux symptômes précurseurs, et surtout à ceux de son début, que l'on peut espérer de la modérer ou de l'arrêter, car à mesure que la maladie s'établit, la chance de guérison diminue. C'est probablement la raison pour laquelle la deuxième espèce, décrite dans ce mémoire, se guérit moins difficilement que l'autre, parce que son invasion violente, subite, effrayante, provoque l'emploi des remèdes prompts et actifs ; l'inflammation ou l'irritation locale du cerveau est détruite avant qu'elle soit bien établie et qu'elle ait réagi sur tout le système.

Les exemples de guérison dans la 1.re période de l'hydrencéphale idiopathique, et de quelques-unes des symptomatiques, ne sont pas rares, mais il y en a moins à mesure que la maladie avance dans la 2.e; un très-petit nombre échappe à la 3.e, et encore n'est-ce presque jamais sans demeurer atteints d'une lésion organique du cerveau, qui est elle-même la cause principale de cette maladie, d'où il me paroît impossible d'établir une proportion entre le nombre des malades qui ont succombé et celui de ceux qui ont été guéris.

Il y a des exemples de guérisons, même spontanées, de maladies en apparence désespérées; mais dans les cas moins douteux, il reste presque toujours quelques lésions du système nerveux; heureusement ces cas sont rares. Sous ce rapport, ma pratique est conforme aux dernières observations de M. le Dr Odier: dans son mémoire publié en 1779, il annonçoit la guérison d'un quart des malades; mais, instruit par une longue expérience, « à peine, dit cet habile » médecin (1), on guérit 2 ou 3 malades sur

____

(1) Cours abrégé de Méd. prat., Bibliot. Brit., an 1802, p. 424.

» 100, et encore ces guérisons sont-elles im-
» parfaites ; le malade demeure toujours ou
» épileptique, ou sujet aux convulsions, ou il
» est atteint, à quelques distances, de l'hy-
» drocéphale, d'une maladie lente provenant
» de quelque affection du cœur, ou il succombe
» enfin sous quelque rechute mortelle. Les
» exemples de guérison complète sans accidens
» subséquens, sont bien rares. »

Les cas de maladie lente ou d'une affection
du cœur, me paroissent être dus à une conversion
de la maladie, provenant d'une cause rhumatismale.

Whytt et Fothergill, les premiers qui signa-
lèrent cette maladie, la regardèrent comme incurable ; mais à mesure qu'elle fut étudiée et
mieux connue, les cas de guérison sont devenus
moins rares : quelquefois il y a eu quelque illu-
sion de la part des médecins, qui ont pris pour
hydrencéphales des cas qui ne l'étoient pas ; et
telle est l'obscurité profonde où l'on est encore
sur le diagnostique, que je ne connois qu'un
seul cas hors de doute, mais qui est très-rare ;
c'est celui où, dans le cours de l'hydrencéphale, il y a augmentation du volume de la
tête, qui se dissipe lentement à mesure que la
convalescence s'établit.

Il y en a d'autres douteux, mais moins rares, ce sont ceux qui arrivent à la suite de fièvres rouges répercutées, qui se guérissent presque toujours, quoique leur début soit effrayant ; d'autres, plus douteux encore, mais aussi plus fréquens, sont ceux qui sont suivis d'imbécillité, de surdité ou d'épilepsie : mais je n'ai jamais vu de guérison lorsqu'elles surviennent après des maladies chroniques, telles que le carreau, les tumeurs du cerveau, la coqueluche, le marasme, etc.

Je serois porté à croire que plusieurs des exemples de guérison cités n'étoient que des cas d'irritation du cerveau, ou d'autres dont la complication intéressoit plus ou moins les ventricules, à en juger soit par la convalescence, qui n'a été suivie d'aucun accident, soit par la nature du traitement. Ceci diminue la confiance qu'on doit avoir dans la plupart des histoires publiées, et surtout dans les effets que les auteurs attribuent aux remèdes qu'ils ont employés ; j'en appelle aux praticiens, leur expérience a-t-elle confirmé ce que dit Percival, que sur vingt-six de ses malades, onze furent guéris, dont sept par le traitement mercuriel ? Leur pratique confirmera bien moins encore ce que le docteur Bouvier dit dans un mémoire d'ail-

leurs d'un grand intérêt : « J'ai eu moi-
» même trois fois depuis l'an 8 l'occasion de
» me féliciter d'avoir suivi cet exemple (fric-
» tions mercurielles unies à l'administration
» interne du calomel) : la méthode m'a man-
» qué une seule fois, quoique la cure ait été
» entreprise dans un temps où on l'obtient en-
» core ; mais, par une erreur fâcheuse, les
» doses nécessaires aux frictions avoient été
» données pendant quatre jours, trop foibles
» de moitié (1). »

Le pronostic est d'autant plus fâcheux, que,
par suite des fonctions du cerveau sur l'économie animale , son altération occasionne la
mort, le plus souvent avant que la maladie ait
parcouru toutes ses périodes, et que la nature
ne fait presque rien pour elle, puisque, aban-
donnée à elle-même, elle est presque toujours
mortelle, ce qui peut être dû à différentes
causes.

1.° Parce que l'hydrencéphale me paroît se
compliquer, dans sa marche, d'augmentation
locale de ton et de foiblesse générale, ce qui,
à mesure que la maladie avance, rend la chance
de guérison de plus en plus douteuse, par la

____

(1) Voy. Journal de Sédillot.

difficulté d'appliquer des remèdes qui atteignent le but qu'on se propose dans un état aussi contradictoire.

2.° Parce qu'elle change de nature dans sa marche, elle débute par un état inflammatoire qui offre les plus grandes chances de guérison, chances qui diminuent à mesure que l'épanchement s'établit et occasionne les accidens de compression ou d'apoplexie ; état d'autant plus fâcheux, que, d'après l'opinion des anatomistes, il y a moins de vaisseaux absorbans dans la tête que partout ailleurs, et que les secours de l'art ne peuvent évacuer l'eau, qui agit probablement dans le premier moment de l'épanchement, comme un corps étranger.

5.° Cette maladie est d'autant plus grave, que les os du crâne ne cèdent pas, et augmentent par-là la compression en raison de leur résistance, ce qui, réuni à l'influence du cerveau sur l'économie animale, rend un épanchement dans cet organe presque toujours mortel, tandis qu'il n'est que dangereux dans le péricarde, qu'il l'est moins dans la poitrine, et beaucoup moins encore dans la cavité abdominale.

Si les os du crâne cédoient, les accidens ne seroient pas si violens, la maladie seroit moins rapide, elle donneroit aux remèdes le temps d'agir. C'est d'après la facilité que les os du crâne ont de céder dans les premiers mois de la vie, que l'on peut expliquer pourquoi la maladie est moins dangereuse à cette époque, et plus fréquemment suivie de la guérison ou d'un etat chronique : c'est ce qui arrive par la même raison, d'une manière encore plus sensible, dans le fœtus.

Je ne prétends point par-là exclure d'autres causes plus hypothétiques et moins évidentes, car il y a quelques faits qui prouvent que les os ont cédé, non-seulement avant que l'ossification soit terminée, mais encore dans un âge plus avancé, et lorsque les sutures étoient réunies. Ces cas rares ont toujours été accompagnés d'altération des fonctions du cerveau. M. Baillie (1) rapporte l'observation d'un sujet âgé de 7 ans, chez lequel les os de la boîte osseuse de la tête, quoiqu'ils fussent réunis, se séparèrent à une distance considérable, par l'effet d'une hydrencéphale, qui fit périr le malade dans l'espace de 10 mois.

4.° L'hydrencéphale, ainsi que les érysipèles et les inflammations membraneuses, offrent peu

____

(1) Med. Trans., colleg. Phys. London, V. 4, 1813.

d'exemples de guérison par crises, comme cela arrive dans les fièvres continues, ou dans quelques maladies inflammatoires ; cependant j'en ai vu quelques-uns.

Celle qui m'a le plus frappé est une sorte d'œdème ou de bouffissure, qui commence au front, s'étend sur la face, puis descend sur les bras ; elle devient générale, et ne tarde pas à être suivie d'une amélioration des symptômes cérébraux. D'autres fois c'est par une diarrhée ou par une abondante sueur, que la crise a paru se faire. Les malades se sont guéris, mais ils n'en sont pas moins restés, pour la plupart d'entr'eux, atteints de quelque lésion organique nerveuse.

TRAITEMENT.

Observations générales sur le traitement.

QUOIQUE l'on n'ait pas encore de traitement certain, en portant l'attention des médecins sur cette maladie, on parviendra à en reconnoître la nature, et par conséquent les moyens qu'elle exige pour sa guérison ; mais jusqu'à cette époque, puisque le sort des malades dépend des remèdes employés dès son début, on ne sauroit trop répéter cette sentence d'un des plus célèbres médecins de ce siècle, que j'ai choisie exprès pour épigraphe de ce mémoire :

« Morbus atrocissimus qui dum medicinam » admitteret, haud satis dignoscitur, atque dum » certior quidquam ejusdem fit diagnosis, auxi- » lium vix non omne excludit. »

Il faut, pour le succès du traitement, distinguer l'hydrocéphale idiopathique d'avec celle qui est symptomatique.

On ne doit pas non plus méconnoître un état différent du cerveau, suivant les différentes périodes de la maladie, dont le premier est l'effet d'une irritation inflammatoire, qui, dans quelques cas, se prolonge fort avant dans la maladie, et le second celui d'un épanchement et de compression du cerveau.

Les symptômes d'irritation sont caractérisés par des accès irréguliers de fièvre, les douleurs dans la tête et dans différentes parties du corps, la sensibilité à la lumière, les vomissemens, la fréquence du pouls, etc. Quelques-uns de ces symptômes cessent, d'autres se masquent, et se continuent fort avant dans la maladie.

Ceux d'épanchement et de compression sont la lenteur du pouls, les altérations nerveuses de la vision, les convulsions, le coma, les para-

lysies partielles, la résistance à l'action de l'é-
métique ou à celle des purgatifs, les urines et
les selles involontaires, et presque tous les
symptômes nerveux de la fin de la seconde période et de toute la troisième.

La succession et la complication de ces deux
états présentent un caractère particulier qui ne
se trouve que dans les hydrencéphales, et produisent un excès de ton dans telle partie, et
de la foiblesse ou de la torpeur dans le reste
de l'économie animale : c'est peut-être la raison
pour laquelle un remède réussit d'une manière
isolée, pour échouer ensuite constamment dans
des cas semblables en apparence. Ainsi, il n'y
a aucun médecin qui n'ait guéri une fois ou
deux avec du phosphore, des fleurs de zinc,
du mercure, ou du vin, etc., et qui n'ait pres-
crit ensuite ces mêmes remèdes sans en obtenir
aucun succès.

Il faut aussi pour le succès du traitement
ne pas perdre de vue que ces deux états d'irritation et de compression ne sont pas l'un
avec l'autre en rapport tel, qu'il arrive qu'une
grande inflammation produise un grand épanchement ; le plus souvent le contraire a lieu,
la 1.re période est peu marquée, et cependant
la 2.e offre des symptômes de compression et

un épanchement considérable, tandis que là 1.re période débutera par de violentes attaques de convulsions, une forte fièvre, la figure animée, beaucoup d'angoisses, etc., et le malade succombera avant que l'épanchement soit établi ou que la maladie ait parcouru toutes ses périodes.

Ces différens états seront plus ou moins prononcés, selon leur cause et le tempérament de l'individu, *le siége que la maladie occupe dans les ventricules*, etc.; ils nécessitent une modification dans le plan général du traitement, car si l'hydrencéphale provient d'une chute, d'un embarras des intestins, ou d'une tumeur dans le cerveau chez des sujets forts et vigoureux, ou chez d'autres affoiblis ou déjà épuisés, il n'est aucun praticien qui ne sente que le traitement ne doive varier, et que c'est précisément de sa juste application que le succès en dépendra.

Mais telle est encore l'obscurité des fonctions du cerveau, et surtout celle de l'influence de son altération organique sur l'économie animale, qu'il est souvent presque impossible de préciser si le malade que l'on traite est atteint d'une hydrencéphale idiopathique ou d'une symptomatique; et lors même qu'on le devineroit, il est des cas où, semblable à un pygmée qui attaque un géant, la médecine s'épuise en efforts inutiles.

On doit traiter la 1.re période de l'hydren-céphale comme étant compliquée d'inflamma-tion ou d'irritation, et la 2.e comme s'il y avoit un état de foiblesse ou d'atonie. Cet état sup-posé d'atonie ou de foiblesse a quelque ressem-blance avec celui du typhus. — Mais ces deux maladies diffèrent essentiellement par la nature de la lésion organique de l'hydrencéphale, qui offre dans plusieurs cas un appareil trompeur de foiblesse, bien plus semblable à celui de l'apoplexie qu'à celui du typhus. — Cette foi-blesse apparente, et qui n'existe réellement pas dans tous les cas, est due en partie à l'effet de la compression, tandis que dans le typhus elle est vraie, extrême, accompagnée d'un amai-grissement rapide, où elle indique l'application nécessaire des toniques.

On ne doit pas non plus perdre de vue, que comme ni une lésion organique permanente du cerveau, ni l'épanchement, ne sont pas des suites nécessaires ou constantes de l'hydrencéphale; que ces terminaisons même, si elles ont lieu, ne sont pas toujours assez fortes pour occa-sionner la mort; que quelquefois même il peut y avoir seulement un violent état nerveux qui complique un certain degré d'épanchement, sans que celui-ci soit assez considérable pour occasionner une compression mortelle ; et puisque les symptômes de ces différens états, qui offrent une chance de guérison, sont trop obscurs ou trop équivoques pour qu'on puisse les distinguer de ceux où la gravité de la maladie est due à l'abondance de l'épanchement, il faut, sans s'en laisser imposer par cet état de foiblesse apparente, donner des stimulans, et se rappeler que si le traitement antiphlogistique réussit dans la première période, tous les cas cités de guérison des périodes subséquentes ont paru être dus à une *sage application* des remèdes toniques.

Quoi qu'il en soit, cette division de traitement, qui suppose un état d'inflammation ou d'irritation dans la première période, ou de foiblesse ou d'atonie dans la seconde, est évidente dans la seconde variété, ne l'est pas toujours dans la première, et ne l'est quelquefois pas du tout dans quelques espèces d'hydrencéphales symptomatiques.

Cependant, en admettant cette division générale, qu'on réfléchisse qu'il n'est aucune maladie qui offre autant de variétés dans ses causes, dans sa marche, et surtout dans la prédisposition du sujet ; qu'elle est souvent guérissable dans son début, mais qu'à mesure qu'elle avance dans la troisième période, la chance de guérison devient presque nulle, surtout exempte d'une lésion organique : d'où l'on ne doit pas cependant conclure, comme quelques médecins le prétendent, en se comparant à un pilote qui a perdu sa boussole, qu'à cette époque le choix des remèdes, quels qu'ils soient, est indifférent, ce qui peut être vrai tout au plus pour l'idiopathique, mais ne l'est pas de même pour les symptomatiques, qui sont dues à des causes si différentes : il est vrai que lorsqu'elles seront arrivées à un certain degré, elles offriront toutes des symptômes semblables en apparence, mais avec des chances de guérison et un traitement différens : par exemple, l'hydrencéphale suite d'une fièvre maligne ou d'une tumeur dans le cerveau, ou celle qui survient après un coup de froid, pendant la convalescence de la scarlatine, offriront un plan de traitement et un espoir de guérison différens, avec un danger égal en apparence.

Enfin, dans le traitement de l'hydrencéphale en général, il convient d'observer que le cerveau des enfants est comme le poumon des vieillards, que lorsque l'un et l'autre sont atteints d'inflammation et qu'on les affoiblit par des évacuations trop fortes, et surtout par des saignées ou trop abondantes, ou trop répétées, il s'ensuit rapidement une atonie mortelle de l'organe, avec les symptômes qui sont propres aux fonctions que chacun d'eux exerce dans l'économie animale.

On remplit les indications de la première période en cherchant à faire cesser toutes les causes d'irritation qui agissent sur le cerveau, soit directement, soit par sympathie, parce que l'effet d'une autre maladie peut devenir une cause d'hydrencéphale : ainsi j'ai vu quelques cas de dentition qui paroissoient devoir se terminer par cette maladie des ventricules, dont les symptômes ont cessé quelques heures après que les dents eurent percé, soit naturellement, soit à la suite d'incisions faites sur les gencives.

On emploie dans la première période, pour diminuer le spasme et calmer la fièvre, le traitement antiphlogistique, les évacuations de sang générales ou locales, les vésicatoires, les bains tièdes, l'émétique, les purgatifs, les sels neutres, et dans quelques cas particuliers, l'opium, évitant de les pousser trop loin, pour ne pas produire une trop grande foiblesse dans la période

suivante, et augmenter par-là le danger de cette
maladie.

On remplit l'indication de la seconde pé†
riode en donnant des toniques, dans le but
de soutenir les forces et de diminuer les symptômes, suite de la foiblesse ou de l'épanchement; on doit se garder de les donner trop tôt
et trop actifs, dans la crainte d'aggraver l'inflammation, ou la pléthore du cerveau, ou peut-
être d'augmenter et de produire une foiblesse
indirecte, plus dangereuse qu'aucune, surtout
dans la seconde période.

On donne, selon les indications qui se présentent, les toniques antispasmodiques, tels
que les fleurs de zinc, le musc, l'éther, l'alcali volatil, l'opium; on leur associe bientôt les
toniques excitans, tels que le vin, le quina; et
enfin les irritans dérivatifs, tels que les vésicatoires, le moxa, le séton, etc. : ces derniers remèdes sont également applicables dans le principe de la maladie.

Quant aux diurétiques, le traitement de l'hydrencéphale, dirigé dès son début comme s'il
ne s'agissoit que d'une hydropisie, ayant toujours et devant nécessairement échouer, puisque la nature de ces maladies est essentiellement différente, je ne crois pas devoir insister

sur leur emploi ; je me bornerai à faire observer qu'il n'y a peut-être que deux ou trois cas
particuliers où l'on doive les employer : l'un
dans les hydrencéphales, suite de fièvre rouge ;
l'autre dans ces cas très-rares où la tête augmente de volume pendant la maladie, et diminue ensuite à mesure que la convalescence
s'établit ; le troisième, rare aussi, c'est lorsqu'il
paroît s'établir par les urines une crise, que
l'on doit favoriser par le moyen des diurétiques.

Il m'a paru probable que les reins partici-
poient à l'état de torpeur des intestins et de
toute l'économie animale, ce qui rendoit la
dose du remède, ou inutile, si elle étoit trop
foible, ou dangereuse, si elle étoit trop forte,
du moins si l'on s'étoit servi de la digitale.

Quant à l'emploi des autres diurétiques, tels
que la scille, les sels neutres, leur action est si
incertaine ou si tardive, tandis que la marché
de l'hydrencéphale est si rapide, que je ne
conçois pas quel secours on peut en attendre ;
je n'en ai jamais obtenu aucun succès dans l'état
aigu, quoique je les aie fréquemment employés,
excepté dans le petit nombre de cas que je viens
d'indiquer.

Observations générales sur l'emploi de la saignée.

JE crois devoir rappeler que les hydrencéphales, surtout les symptomatiques, offrent de
grandes différences entr'elles, soit dans leurs
causes, soit dans leurs débuts, soit dans leur
marche, différences rendues plus sensibles par
la disposition et le tempérament du sujet; c'est
ce qui explique la contrariété remarquable des
divers médecins sur l'opinion qu'ils se sont
formée de l'utilité ou de l'effet des remèdes.
Ainsi, le docteur Carmichael Smith (1) paroît
proscrire entièrement la saignée, tandis que le
docteur Rusch (2) en fait la base de son traitement : l'un et l'autre, n'ayant considéré cette
maladie que d'après quelques cas particuliers, et
non d'après son ensemble, ont également raison,
avec cette conséquence, c'est que le médecin
qui suivra une de ces méthodes exclusives,
perdra nécessairement le malade que l'autre
auroit conservé, puisque la guérison dépend de
la sagacité avec laquelle il choisit et applique

____

(1) Page xiij.
(2) P. 224.

le remède qui convient le mieux pour la forme de la maladie qu'il va actuement traiter. Le vrai médecin doit connoître les différens systèmes et les méthodes de traitement qui en dérivent, mais il ne doit s'attacher exclusivement à aucun.

J'insisterai encore sur l'opinion que j'ai émise sur la nature de l'inflammation de l'hydrencéphale, c'est qu'elle diffère entièrement de celle de l'inflammation flegmoneuse, et, quelle que soit l'idée théorique que l'on s'en forme, la pratique m'a prouvé qu'elle ne cède pas aux évacuations de sang, excepté dans quelques cas particuliers, qu'elles tendent à la diminuer, à la modérer, mais ne paroissent pas la résoudre, comme elles le font dans la frénésie ou l'intérite. Ceci se lie encore à une autre idée, c'est que dans les flegmasies, il existe une inflammation locale qui ne tarde pas à se compliquer d'une action augmentée dans tout le système artériel. On peut dans la plupart des cas faire cesser, par des évacuations sanguines générales, la fièvre et l'inflammation locale ; cependant cette dernière persiste dans quelques-uns, malgré la foiblesse produite par des saignées trop abondantes, pour céder ensuite facilement à l'application des sangsues, qui seules, employées plus tôt, auroient été insuffisantes : dans ce cas,

la foiblesse produite par des évacuations de sang
trop abondantes, n'a pas des conséquences trop
graves pour le malade. Il n'en est pas de même
dans l'hydrencéphale, où les évacuations de
sang paroissent jeter le malade dans une foiblesse nerveuse extrême , soit par la nature
même de cette inflammation, soit par son effet
sur le système nerveux, soit peut-être encore
parce que les enfans ne supportent pas impu-
nément de grandes évacuations de sang. Il est à
craindre, dans plusieurs cas, que l'on ne rende
cette foiblesse mortelle , par l'effet des saignées
générales trop fortes : en conséquence, on doit
être réservé sur les évacuations de sang par la
lancette, et leur préférer les applications de
sangsues.

Saignée dans les cas particuliers.

Lorsque l'hydrencéphale débute lentement,
que le malade est pâle, que le pouls est foible
et fréquent, qu'il paroît y avoir un état de
spasme et de congestion, plutôt que de pléthore ou de fièvre, les évacuations de sang, et
surtout leur réitération, doivent être faites avec
prudence ; tandis que dans la seconde variété,
et dans un petit nombre de symptomatiques,

où dès le début la fièvre est forte, le pouls plutôt dur, l'invasion presque subite, et qu'elle n'est ni précédée ni accompagnée de beaucoup de foiblesse, alors les évacuations opèrent mieux; elles sont indiquées, et même indispensables dans quelques cas dont je parlerai plus bas; elles diminuent la fréquence du pouls, soulagent le mal de tête, abattent la fièvre; et, quoique cette inflammation ne soit pas de la nature de celles que les évacuations de sang seules guérissent, ici elles coopèrent puissamment à la guérison. On doit avoir égard à la cause présumée, à la gravité des symptômes, aux effets de la première évacuation, et surtout à l'âge, pour le choix de la lancette ou celui des sangsues, et pour leur réitération. Ce qui m'a déterminé encore à tenter les évacuations sanguines dans ces cas-là, c'est que lorsque la madie a peu duré, il y a toujours un engorgement remarquable des vaisseaux sanguins des membranes, et de la substance même du cerveau, avec un épanchement d'autant moins considérable que la mort a été plus prompte, *et vice versâ*, sans que l'on puisse dans ces cas considérer cet engorgement comme l'effet des convulsions, ou de la foiblesse; mais la première période une fois passée, *je les ai vues rarement guérir, soulager quelquefois, mais nuire le plus souvent;* lors même que les yeux étoient rouges, le mal de tête violent, les pommettes colorées, elles m'ont paru affoiblir le malade, et hâter les symptômes d'épanchement : on ne doit plus alors les employer comme curatifs, mais comme palliatifs, avec la plus grande réserve.

Dans les épidémies de fièvres catarrhales, où l'hydrencéphale débute avec beaucoup de violence et de gravité apparentes, elles m'ont paru réussir immédiatement et très-bien : en général, plus l'hydrocéphale est aiguë, plus elle est promptement mortelle ; mais aussi les évacuations de sang la préviennent ou la guérissent plus promptement, parce qu'elles détruisent l'état inflammatoire local avant qu'il ait réagi sur le cerveau, ou sur tout le système.

Dans les cas de chutes, ou de coups à la tête, les évacuations de sang sont d'une grande utilité, soit qu'il survienne immédiatement, ou plus tard, quelques symptômes de commotions, tels que des évanouissemens, des maux de cœur, ou de la pâleur ; et lors même qu'il n'y a pas des symptômes marqués de commotion, on doit les appliquer si la chute ou le coup a été violent, parce que l'hydrencéphale peut se développer à une époque fort éloignée, comme je l'ai déjà indiqué ; et alors cette espèce, qui en est la suite, fait toujours périr le malade.

On applique les sangsues aux tempes, ou derrière les oreilles, ou sur la place où la contusion a eu lieu.

Dans les cas d'hydrencéphale occasionnée par des tumeurs dans le cerveau, les évacuations sanguines sont moins dangereuses que dans les autres ; elles en retardent la marche et le développement, mais on ne peut rien attendre de plus.

Dans l'hydrencéphale par suite de fièvre rouge, surtout lorsqu'elle s'annonce par de grandes attaques de convulsions, les évacuations de sang me paroissent indispensables, et ne pas offrir autant le danger d'affoiblir le malade, que dans les autres espèces d'hydrencéphale. On applique en même temps les vésicatoires sur la tête, et on donne d'emblée les diurétiques, surtout la digitale. Ce cas particulier ne contredit pas non plus les opinions que j'ai émises sur la nature du traitement général de l'hydrencéphale, qu'il faut traiter ici comme un violent spasme des ventricules produit par la présence subite de l'eau qui s'é-

panche dans ces cavités, et y agit probablement comme un corps étranger.

Peut-être ne devroit-on pas classer cette maladie parmi les hydrencéphales, avec lesquelles
elle a sans doute les plus grands rapports, mais
dont elle diffère essentiellement par plusieurs
points.

Les évacuations de sang sont en général plus
rarement indiquées dans le plus grand nombre
des espèces symptomatiques, parce que la première période manque souvent, ou n'offre pas
les apparences inflammatoires de l'hydrencéphale idiopathique.

On a aussi proposé la section de l'artère tem-
porale ; je l'ai rarement ordonnée, soit parce
que cette maladie est rare chez les adultes, soit
parce que l'âge des enfans la rend plus difficile
à pratiquer, et que j'ai craint la foiblesse, suite
d'une saignée générale ; cependant, d'après le
soulagement remarquable et immédiat que j'en
ai obtenu sur un homme âgé de 32 ans, atteint
d'une hydrencéphale idiopathique, suite d'une
suppression d'un saignement de nez fort abon-
dant ; et dernièrement chez une jeune fille âgée
de 8 ans, je regrette de ne l'avoir employée
dans d'autres ; elle me semble aller plus vite
au but que l'on se propose, surtout dans les

cas idiopathiques, et agir tout à la fois comme une saignée générale et locale ; mais plusieurs circonstances empêcheront toujours que cette opération soit d'un emploi facile. L'hydrencéphale semble être souvent une inflammation locale, long-temps avant qu'il se développe une diathèse inflammatoire de tout le système : dans ces cas, où la saignée générale étoit indiquée, celle du bras m'a paru suffire, et faciliter le traitement local par les sangsues.

J'ai obtenu un entier succès des saignées répétées à la jugulaire d'un homme âgé de 27 ans, attaqué d'un état inflammatoire du cerveau, qui paroissoit devoir se terminer par une hydrencéphale ; j'ai obtenu aussi les mêmes succès par des saignées aux pieds, poussées jusqu'à la défaillance, dans un cas pareil, sur une femme âgée de 23 ans : mais c'étoient des cas qui se seroient terminés ou compliqués de symptômes hydrocéphaliques. Ces deux faits (et je pourrois en citer quelques autres) prouvent qu'il y a dans les adultes plusieurs maladies du cerveau, compliquées ou produites par un état plus ou moins inflammatoire, tendant à l'hydrencéphale, dans lequel les remèdes antiphlogistiques n'ayant pas suffi, une saignée d'un plus gros vaisseau, surtout au pied, guérit ou améliore l'état du malade, quoique la maladie soit avancée.

Les scarifications, des ventouses scarifiées, par la difficulté de les appliquer aux enfans, et par la douleur qu'elles occasionnent, sont aussi des remèdes que l'on ne peut pas employer aussi souvent qu'on le désireroit.

Les sangsues me paroissent, dans quelques cas, opérer chez les enfans une saignée plus artérielle que veineuse, vu la difficulté d'arrêter l'hémorragie, qui, dans quelques hydrencéphales, est d'un rouge vermeil, vient par bonds, non pas qu'une petite artère soit piquée, mais parce que les artériolles sont développées. On applique trois ou quatre sangsues à chaque tempe, ou derrière les oreilles, ou au fondement, suivant l'âge des enfans, leurs forces, les symptômes de la maladie, et les effets que l'on veut produire.

J'ai donc employé, réitéré, ou alterné, suivant les indications, ou la saignée générale, ou des applications de sangsues, dès le début, le plus souvent aux tempes, derrière les oreilles, ou sur la région du foie, lorsque les malades se plaignent de vives douleurs dans ces parties, sans même avoir toujours raison d'y soupçonner un état inflammatoire; mais j'ai surtout

employé avec succès la lancette chez des
adultes, dans certains cas de maladies inflammatoires du cerveau, qui paroissoient tendre
à l'hydrencéphale.

Vésicatoires. Séton. Cautère.

Dès le début de la maladie, on applique
successivement, et pendant tout son cours de
larges vésicatoires sur la tête, à la nuque, entre
les épaules, ou ailleurs, suivant l'indication qui
se présente ; moyen utile dans toutes les périodes, quelle que soit l'explication qu'on donne
à la manière d'agir de ce remède, dans le but
de diminuer la congestion ou l'inflammation ,
soit en attirant l'irritation extérieurement dans
la première période, soit en soutenant les forces
dans la seconde. Les vésicatoires paroissent contribuer quelquefois à arrêter d'emblée la maladie.

Je ne puis pas dire avoir vu leur action po-
sitive, ne les ayant jamais employés seuls, mais
je les avois fait appliquer dans des cas qui ont
été suivis de guérison ; ils me paroissent devoir
être considérés au moins comme de puissans
remèdes auxiliaires. Le premier malade qui a
été guéri d'une hydrencéphale, paroît l'avoir
été par l'effet seul des vésicatoires.

On a proposé un cautère sur le cerveau, ou un emplâtre caustique sur la réunion des sutures sagittales et lambdoïdes, préférant cette place à cause des nombreuses communications qui existent entre les nerfs et les vaisseaux de l'extérieur à l'intérieur ; je ne les ai jamais employés, soit à cause des vives douleurs qu'ils produisent, ce que l'on doit éviter, en réfléchissant à l'âge des malades, à leur irritabilité, à leur tendance aux convulsions, et surtout à l'état d'angoisses et d'accablement de la première période, soit parce qu'il me paroît qu'il est plus nécessaire d'exciter une nouvelle irritation sur différens points du cerveau, ce que l'on obtient par le moyen des vésicatoires, que de produire une abondante suppuration, qu'il est d'ailleurs difficile, dans certains cas, d'entretenir ou de provoquer, malgré des pansemens irritans.

Quand on désire faire suppurer abondamment les vésicatoires qui ont été appliqués sur le cuir chevelu, la méthode la plus sûre et la plus facile, c'est de panser la plaie avec les vésicatoires mêmes, qu'on lève le matin et le soir, pour les essuyer et les appliquer de nouveau. Le pansement n'est pas le même pour ceux que l'on applique aux autres parties du corps. T. Bonet (1) établit déjà l'utilité des vésicatoires sur la tête dans les affections du cerveau.

Quant aux sétons, ils ne m'ont été d'aucun secours, quoique je les eusse employés d'assez bonne heure pour offrir quelque chance favorable de guérison ; mais on doit s'en servir comme étant un puissant moyen dans le traitement prophilactique.

VOMITIFS.

DANS le commencement de la maladie, on donne ordinairement le vomitif, soit en doses brisées, soit en doses pleines, dans le but d'améliorer l'état du cerveau par la commotion qu'il porte à tout le système nerveux. L'analogie pourroit faire croire que ce remède seroit d'une grande utilité, parce que la première période de l'hydrencéphale présente certains symptômes qui ont du rapport avec ceux occasionnés par une chute, ou une commotion du cerveau ; cependant il y a bien de la différence entre l'effet des commotions qui développent presque toujours une affection gastrique, dans

____

(1) Sepul. anat., App. III, p. 154.

laquelle le tartre stibié en lavage s'indique
comme de lui même, et la nature de l'hydrencéphale idiopathique et plusieurs des symptomatiques, où l'état inflammatoire est rapidement
compliqué, s'il n'est pas même précédé de pléthore et de symptômes nerveux; état du cerveau dans lequel on n'a jamais pensé à administrer
l'émétique. Que cette distinction soit bien ou
mal fondée, les cas où l'émétique réussit ne
sont pas fréquens, et j'en ai rarement obtenu
un soulagement marqué; tandis que le contraire a le plus souvent lieu dans le début des
fièvres continues, avec lesquelles on a confondu
les hydrencéphales.

Lorsque cette maladie du cerveau commence
à s'établir, il faut, dans plusieurs cas, de plus
fortes doses de tartre émétique que dans les
autres états fébriles, pour un malade du même
âge; ce qui, comme je l'ai déjà dit, m'a souvent servi de diagnostique, lorsqu'aucun autre
symptôme ne pouvoit encore mé guider; c'est
pourquoi je le donne à doses brisées, soit un
quart ou un demi-grain toutes les 10 minutes,
jusqu'à ce qu'il ait produit son effet, pour ne
pas en donner de trop fortes doses à la fois.

Quand la maladie est plus avancée dans la
seconde ou troisième période, j'ai vu plusieurs

fois des malades chez lesquels des doses énormes d'excellent émétique, prises dans l'espace de peu d'heures, excitoient à peine quelques nausées, et ne procuroient pas des selles aussi abondantes qu'on l'auroit cru.

J'ai employé souvent le vitriol blanc, qui m'a paru produire moins de diarrhée, ce que je désirois obtenir dans des cas de foiblesse.

Le tartre émétique me paroît plus utilement employé comme prophylactique dans quelques espèces d'hydrencéphale symptomatique, qui paroissent dépendre d'un dérangement dans les fonctions des viscères du bas-ventre. J'ai vu plusieurs de ces cas, qui sembloient devoir se terminer par une hydrencéphale, prévenus par ce remède, que l'on ne donne pas alors en doses entières ni brisées, mais en doses graduellement augmentées, de manière à produire une action altérante, qui, peu sensible en apparence, n'en produit pas moins de puissans résultats, tels, qu'on en obtient difficilement de pareils avec aucun autre remède, — et qui tendent à changer l'action morbide du cerveau. On commence par un seizième de grain dans une cuillerée à café d'eau, toutes les 2 ou 3 heures, en augmentant de cette fraction chaque dose successive, jusqu'à ce que le malade en éprouve quelque effet ; on diminue alors la dose, la réduisant à la moitié ou aux trois quarts, pour reprendre son augmentation successive de manière à ne pas produire des vomissemens, ni même à peine des nausées ; les malades arrivent à en prendre des doses très-fortes. C'est aussi surtout dans le passage de l'état aigu à l'état chronique des apoplexies et des paralysies, et dans quelques cas d'obstructions du bas-ventre, qu'on obtient des succès les plus étonnans du tartre stibié administré de cette manière. Il seroit hors de place de m'étendre ici davantage sur ce sujet.

PURGATIFS.

DANS certains cas d'hydrencéphale symptomatique que l'on soupçonne dépendre du bas-ventre, on les donne dès les premiers jours de la maladie, ou comme révulsifs, pour diminuer la congestion cérébrale, ou comme évacuans, s'il y a constipation, ou accumulation de matières fécales : ils corrigent l'état du système digestif, en changeant la nature des selles, qui sont toujours très-mauvaises ; ils sont nuisibles s'il y a une grande prostration de forces, et on doit éviter de les pousser trop loin.

Il n'y a point de maladie, excepté la colique des peintres, où il soit plus difficile de provoquer des selles, surtout dans ses dernières périodes.

On donne avec plus de succès qu'aucun autre purgatif, le jalap et le calomel, seuls ou réunis ensemble, soit par la facilité de les faire prendre aux enfans, soit que ce dernier remède ait peut-être une manière plus particulière d'agir sur le système absorbant, manière qui paroît commune à toute préparation mercurielle, même à celles qui ne purgent pas. Peut-être aussi n'agit-il que comme drastique, sans aucune vertu spécifique, car dans plusieurs cas, où il avoit été donné dans le but de faire saliver, il a procuré des selles abondantes, point de salivation, et le malade s'est guéri.

La dose des purgatifs varie selon l'âge, l'état du malade, et les effets qu'on en obtient, ou que l'on veut produire. Il est probable, et je serois porté à le croire, que les cas où les purgatifs réussissent bien, ne sont que des hydrencéphales symptomatiques suite des embarras des intestins, ou compliquant une fièvre rémittente bilieuse, ou ressemblant à une affection vermineuse ; c'est dans ces cas, de quelque manière qu'on les envisage, que l'on doit insister sur les évacuans, et que l'on peut en espérer les plus heureux effets. Ceci explique pourquoi, lorsqu'ils sont donnés dans le début, chez quelques malades, les accidens sont arrêtés, et pourquoi aussi dans la dernière période, il y a guérison de cas en apparence désespérés.

J'ai vu fréquemment des enfans âgés de 5, 6 ou 7 ans, qui paroissoient menacés d'une hydrencéphale par suite d'un dérangement dans les fonctions du bas-ventre, qui simuloit un commencement de marasme. La maladie étoit caractérisée par la fréquence du pouls, un appétit irrégulier, le ventre plus ou moins tendu, douloureux, une humeur chagrine, de la maigreur, la peau sèche, la figure pâle, de la tendance à l'assoupissement, des selles irrégulières, le plus souvent de la constipation : cet état étoit compliqué quelquefois de vers, d'autres fois il ne l'étoit pas du tout. Cet ensemble de symptômes menaçoit évidemment de se terminer par une hydrencéphale. Cependant j'ai vu ces enfans se guérir par le calomel et la rhubarbe, ou la magnésie calcinée, ou seuls, ou combinés ensemble, données en doses purgatives, réitérées tous les 2 ou 3 jours.

On ne doit pas croire que les selles glaireuses, grisâtres, luisantes comme si elles étoient couvertes d'une couche huileuse, ou lorsqu'elles offrent une couleur de verre de bouteille, soient une indication de l'embarras des intestins ; elles dépendent de la sympathie que le cerveau exerce sur les viscères abdominaux. On retrouve quelque chose d'analogue dans les matières que font les petits enfans atteints de convulsions, mais cette excrétion particulière de matières vertes a plus essentiellement lieu dans l'hydrencéphale. L'emploi du calomel les fait paroître, et en augmente la couleur et l'abondance.

DES DIVERS EXCITANS.

Fleurs de zinc, vin, etc.

J'AI donné l'opium, le musc, les fleurs de zinc, l'éther vitriolique, l'éther acéteux, la teinture de succin, la liqueur de corne de cerf succinée, et surtout le quina sous forme d'extrait, ou seul, ou plus rarement combiné avec celui de valérianne, les lavages d'eau froide, etc., remèdes utiles dans plusieurs cas, selon la marche des symptômes, sans pouvoir dire que les antispasmodiques aient paru agir comme tels, en arrêtant les convulsions ; ils semblent plutôt opérer comme toniques, en soutenant les forces du malade.

Les fleurs de zinc, à quelque dose que je les aie données, ne m'ont presque jamais paru arrêter les convulsions ; du moins, on doit se défier de leur succès, ainsi que de celui des autres antispasmodiques, parce qu'il y a souvent dans cette maladie, un moment de diminution des symptômes, tel, qu'on croiroit le malade dans un état bilieux, ou prêt à se guérir, calme le plus souvent trompeur, suivi bientôt des symptômes les plus graves.

Parmi tous ces remèdes stimulans, surtout lorsque la maladie est avancée, le vin mérite la préférence ; lorsque le pouls est foible, fréquent, lorsque les forces vitales sont abattues, il redonne du ton, diminue les angoisses ; il répugne moins au malade que les autres remèdes, et le tranquillise. Macbride cite un exemple où le vin de Bordeaux, donné à la dose d'une pinte par jour, eut un entier succès. Je n'ai pas de cas aussi particulier que celui-là, où je puisse attribuer au vin seul le mérite d'une guérison : mais, d'après les considérations que j'ai émises sur les effets de la compression, et sur la foiblesse, qui quelquefois est plus apparente que réelle, et le peu de succès que j'ai obtenu des différens stimulans, j'ai, depuis quelques années, donné moins de remèdes ex-

citans, sans les mettre entièrement de côté ;
je les ai remplacés par le vin de Madère ou de
Xérès, de préférence à tout autre : j'ai cru remarquer qu'il avoit contribué plus puissamment
qu'eux à la conservation du petit nombre de malades que j'ai eu le bonheur de voir se guérir.

On a proposé d'autres remèdes, tels que la
teinture de cantharides, le galvanisme, l'élec-
tricité par de légères étincelles d'une tempe à
l'autre, les bains de vapeurs, etc. — Il existe
sans doute des circonstances où ces remèdes
doivent être employés ; je les ai essayés dans
un trop petit nombre de cas, pour pouvoir les
bien apprécier d'après ce que j'en ai vu.

Opium.

CULLEN croyoit que l'opium étoit admis-
sible dans tous les cas où le vin convenoit ; ce
principe ne s'applique pas ici, car on ne peut
pas comparer l'état du cerveau dans l'hydrencéphale, avec celui qui a lieu dans le typhus,
puisque, outre les symptômes communs à cette
dernière maladie, il y a de plus ceux d'apoplexie par compression, ce qui rend, dans la
troisième période, l'emploi de l'opium douteux
et d'une application rare et difficile ; cependant

il peut convenir dans quelques cas où l'état
nerveux précède, ou prédomine pendant la
première période : dans les complications avec
les fièvres malignes, il peut être utile. Chez le
jeune N., âgé de 8 ans, un état hydrencéphalique survint dans un typhus, avec beaucoup
de foiblesse, de maux de tête et de sensibilité
au plus léger bruit, de la dilatation des pupilles,
qui se contractèrent lentement à l'approche de
la lumière, etc.; l'opium parut évidemment être
le remède qui contribua le plus à sa guérison.

Lavages d'eau froide.

J'AI essayé les lavages d'eau froide dans un
petit nombre de cas d'hydrencéphale ; trompé
par une fausse analogie de rapports entre la
seconde et la troisième période de cette maladie, avec un état pareil que l'on rencontre
dans le typhus, ils furent suivis d'aggravation
de symptômes de compression du cerveau ; et
chez une fille âgée de 10 ans, ils occasionnè-
rent immédiatement des attaques de convulsions, qui parurent hâter sa mort. En comparant ce fâcheux effet avec les guérisons, je
dirois presque, si je l'osois, les résurrections
miraculeuses, que j'ai obtenues par ce remède

dans des cas de typhus, surtout dans ceux qui se compliquent des symptômes hydrocéphaliques, je crois prouver l'opinion que j'ai avancée dans les vues générales du traitement; c'est que dans plusieurs hydrencéphales, il existe une action inflammatoire masquée, ou un état de pléthore dans le cerveau; que la foiblesse générale est en partie illusoire, qu'elle tient beaucoup à la compression du cerveau; que les forces musculaires sont engourdies, et non pas détruites, et qu'on ne doit pas craindre la mort par épuisement, comme dans le typhus : d'où l'on doit conclure que les excitans diffusibles, tels que l'éther, l'opium, l'alcali volatil, et surtout l'effet tonique qui résulte du lavage d'eau froide, augmenteront l'action du système musculaire, la pléthore du cerveau, et conséquemment assureront les symptômes. C'est aussi dans des circonstances pareilles que ces lavages, ou aspersions d'eau froide, et un traitement trop tonique, sont évidemment nuisibles à une certaine forme de typhus.

J'ai fréquemment employé les applications froides sur la tête, soit par des lavages d'eau claire ou d'éther acéteux souvent répétés, soit par l'application de la glace renfermée dans une double vessie, qu'on laissoit plus ou moins long-temps, selon l'effet qu'on désiroit produire, sans avoir obtenu de soulagement marqué : quelquefois, au contraire, dans des cas où le malade étoit pâle, foible, où la douleur de tête étoit très-vive, avec un état nerveux assez prononcé, des sachets de son très-chaud placés sur la tête, ont paru lui faire pour le moment quelque bien, lorsque les applications froides avoient échoué, ou peut-être avoient été nuisibles.

Phosphore.

LE phosphore a été proposé comme un remède propre à relever les forces vitales, et comme un des plus puissans stimulans, surtout pour les maladies nerveuses, ou pour celles qui sont dues à une foiblesse du cerveau ; sa propriété corrosive, qu'on ne peut presque pas maîtriser, en rendra toujours l'emploi difficile et périlleux, car, quelle que soit sa préparation, le plus souvent, dès qu'on le continue quelques jours de suite, ou que la dose est trop forte, ou peut-être mal préparée, elle détermine dans l'estomac et le tube intestinal, une sorte d'inflammation, des douleurs, de la diarrhée, une sensibilité suivie d'une maladie chronique, et quelquefois de la mort.

On trouve dans la Bibliothèque italienne, n.º 1 (Turin , an 9), qu'un des médecins de l'hospice de Pavie, prescrivit 2 grains de phosphore en substance à une femme, qui en mourut par suite d'une phlogose des intestins produite par la combustion lente du phosphore.

Je fus appelé en consultation, il y a quelques années, pour une fille âgée de 21 ans, à laquelle on donnoit depuis 48 heures du phosphore, sur la fin de la seconde période d'une hydrencéphale, nous attribuâmes à ce remède des vomissemens, de vives douleurs d'estomac, du balonnement, et une grande sensibilité dans tout le ventre, du hoquet, de la diarrhée : le pouls étoit petit, fréquent. Elle mourut le troisième jour, par suite de ces symptômes, sans que l'état du cerveau fût ni amélioré, ni changé. Nous ne pûmes pas obtenir l'ouverture du corps. Dans ce cas-ci, nous avons eu lieu de présumer que le pharmacien n'avoit pas décanté l'huile, et que dès-lors le phosphore avoit agi comme corrosif.

Les praticiens ont indiqué plusieurs manières différentes d'administrer le phosphore, qui, toutes, ont pour but de le diviser assez, pour atténuer, autant qu'il est possible, sa qualité corrosive : les uns le donnent en pillules, d'autres le conseillent dans une émulsion ou dans de l'orgeat; mais ici le phosphore n'est que divisé, et non dissout dans le véhicule dont on s'est servi, ce qui ôte toute sécurité dans son emploi.

Un plus grand nombre a proposé le phosphore dissout dans de l'éther, préparation à laquelle on doit faire plusieurs objections.

1.° Il paroît que la quantité qu'un gros d'éther peut en dissoudre dépend de sa rectification, ce qui établit déjà une grande incertitude sur la quantité de phosphore qu'on aura donné.

2.° Le véhicule lui-même est une forte objection pour son emploi, car il est difficile de faire prendre à un enfant, à doses pleines, 2 gros d'éther, qui, cependant, ne contiendront qu'un seul grain de phosphore : à cette difficulté, se joint une autre objection; c'est qu'il y a telle circonstance où une pareille dose d'éther peut être nuisible, surtout si on y ajoute, pour faciliter la dissolution, de l'huile essentielle de girofle.

3.° Lorsqu'on voudroit faire un julep avec cet éther phosphoré pour en rendre l'administration plus facile, l'eau précipite le phosphore sous forme d'une poudre blanchâtre, et dès-lors le remède devient inutile ou nuisible.

La manière qui m'a paru préférable est celle qui a été proposée par des médecins allemands ; je l'ai souvent employée : c'est une dissolution de phosphore dans de l'huile d'amandes douces, opérée par un degré de chaleur suffisant pour qu'il se liquéfie, on laisse refroidir ; il se fait un léger précipité blanchâtre, on décante. Par ce procédé une once d'huile d'amandes douces, dissout 2 grains de phosphore. Cette solution est limpide, fume à l'air libre, est phosphorescente dans l'obscurité ; mais comme elle s'altère aisément, on n'en prépare que peu à la fois. Le malade jette des renvois lumineux qui effraieroient ses alentours, si on ne les en prévenoit. Quelquefois, mais plus rarement, les selles sont phosphorescentes.

On la donne par cuillerée à café toutes les 2 ou 3 heures. La dose moyenne du phosphore est environ de 3 grains dans 24 heures. Les effets héroïques de ce remède ont lieu dans les 36 premières heures ; mais, passé ce temps-là, je ne me rappelle pas d'en avoir jamais obtenu aucun dans les maladies aiguës ; et si on le continue trop long-temps, il est à craindre qu'il ne produise une trop vive irritation sur l'estomac et les intestins.

Je fus appelé au mois de novembre 1804,

pour voir une femme âgée de 62 ans, maigre, foible, pâle, sujette depuis quelques mois à de violents maux de tête. Elle avoit été saisie tout-à-coup, à 6 heures du soir, sans cause connue, d'un vertige, de convulsions violentes du côté droit; elle avoit une grande foiblesse du côté gauche, mais pas de paralysie. Les convulsions se succédoient rapidement; chaque attaque devenoit plus violente, et offroit ceci de particulier, c'est que les pupilles, qui étoient dilatées, se dilatoient davantage pendant les attaques, et restoient toujours plus dilatées dans les intervales; elles oscilloient d'une manière convulsive très-remarquable, symptôme qui n'est pas rare dans l'hydrencéphale et dans l'apoplexie, et qui, dans ce temps-là, me portoit à croire qu'il se faisoit un épanchement dans les ventricules. Le pouls étoit foible et fréquent. Je n'osai pas la saigner; les vésicatoires et les autres stimulans eussent agi trop lentement : ce n'étoit pas le cas de l'émétique. Je lui donnai la solution huileuse de phosphore, à la dose d'une cuillerée à café d'heure en heure; dès la seconde dose, elle fut mieux. On continua le remède; les convulsions se calmèrent. A 11 heures, elle étoit foible, se plaignant de douleurs générales, de pesanteur dans la tête; le pouls étoit plein, développé, la peau chaude, la figure colorée : elle eut une nuit assez agitée ; mais le lendemain elle se leva, et fut promptement rétablie. Je lui donnai des soins pour ses douleurs de tête, qui cédèrent à un traitement régulier. Elle mourut plusieurs années après, d'anasarque.

Je ne chercherai point ici à déterminer quelle étoit la cause de cette apoplexie, que je jugeai être nerveuse ; mais le phosphore m'a paru produire des effets magiques toutes les fois que les symptômes étoient dus à un état spasmodique, peut-être placés ailleurs que dans le cerveau, et n'agissant sur lui que par sympathie : c'est probablement la raison pour laquelle il m'a réussi deux fois dans des cas d'hydrencéphale symptomatique, qui me paroissoient n'offrir qu'une chance bien incertaine de guérison, en suivant le traitement ordinaire. Je le donnai, en 1802, au jeune Royer, fils d'un cordonnier, âgé de 10 ans, dans la dernière période de l'hydrencéphale, après que le vin, le quina, etc. eurent échoué ; il opéra immédiatement après les premières doses. Le malade fut guéri, et vit encore.

L'enfant Liotier, âgé de 3 ans, étoit dans la seconde période de la maladie ; les pupilles

dilatées , sensibilité de la lumière , grincement
des dents, convulsions, lenteur du pouls. M. le
docteur Vieusseux fut appelé en consultation.
L'enfant refusoit de prendre les remèdes; nous
les suspendîmes tous, pour ne donner que la
solution huileuse du phosphore par cuillerées
à café, de 3 en 3 heures. Chaque dose calmoit
les convulsions; elles cessèrent dans la journée;
le mieux s'établit : la convalescence fut longue,
accompagnée de beaucoup de foiblesse, d'un
peu d'idiotisme attribué à une surdité, suite
de cette maladie, qui diminua dans la suite,
et dont on ne put pas le guérir entièrement.
Trois ans après, il mourut de la petite vérole.
A l'ouverture, je trouvai le cerveau sain, sans
aucune altération apparente des organes de
l'ouïe, qui pût expliquer la surdité.

Ce n'est pas seulement dans les apoplexies
et dans l'hydrencéphale, c'est aussi sur la fin
des fièvres malignes, que j'ai obtenu de grands
effets du phosphore, soit pour soutenir les forces,
soit pour prolonger la vie de malades qui paroissoient devoir succomber d'un instant à l'autre :
mais ce remède exige trop de surveillance dans
sa préparation et son administration , pour qu'il
devienne jamais d'un usage journalier; et c'est
à lui qu'on peut plus particulièrement appliquer

ce passage si connu, de Boerrhaave : *At pru-
denter à prudente medico , si methodum
nescis , abstine.*

Mercure.

LE docteur Dobson, de Liverpool, publia,
en 1777 (1), l'observation d'une hydrencéphale
qui fut guérie par le mercure. Dans le même
ouvrage, John Hunter, médecin de l'armée,
donne un rapport ultérieur d'un malade, qui
fut guéri par le même remède. Je ne puis
m'empêcher de regarder la cure de celui-ci
comme spontanée, car l'enfant fut mieux le
quatrième jour après avoir commencé le calomel à la dose d'un grain et demi tous les soirs;
le neuvième jour, la salivation parut s'établir.
Il est peu probable qu'on doive attribuer la
guérison au calomel, que je crois avoir été due
à ce qu'ici les os ont cédé, ce qui explique le
volume de la tête, et offre le cas rare, mais
certain, d'un épanchement.

Dans le même volume, on trouve des observations du docteur Haygarth, de Chester,
publiées en 1778. La première qu'il rapporte

______

(1) **Vol. 6, Medic. Observ.**

n'étoit certainement pas celle d'une hydrencéphale ; et comme il donna d'autres remèdes,
il finit par douter lui-même de l'effet du mercure. Le malade qui fut l'objet de sa seconde
observation, mourut. Dans le troisième cas, il
donna le douzième jour 4 grains de calomel ;
après la première dose, un lombrique sortit
avec les selles ; 10 heures après, le malade fut
mieux, et la convalescence s'établit. Le calomel n'a produit d'autres effets que deux ou trois
selles par jour. Ce cas doit être considéré comme
une affection vermineuse, quoique le docteur
Haygarth ne croie pas à l'existence d'une pareille maladie.

Je n'ai rapporté avec quelques détails ces
divers cas, que pour critiquer la facilité avec
laquelle, séduit par une fausse analogie, on
fait une application vicieuse d'un remède, que
l'on abandonne avec une légèreté aussi blâ-
mable que celle avec laquelle on l'avoit prodi-
gué. Lorsque ces observations furent publiées,
on donna le mercure dans tous les cas qui se
présentoient, recommandant de l'administrer
intérieurement et extérieurement, sans avoir
égard aux causes occasionnelles, aux accidens,
ni même à la fièvre (1), le donnant ainsi au

____

(1) Bibliot. Germ., vol. 3.

hasard, sans indiquer les cas où il pouvoit être nuisible, ni les circonstances qui pouvoient favoriser son action ; d'où il est résulté qu'il est presque impossible d'en tirer des conséquences pratiques pour son emploi futur. L'incertitude du diagnostique dans les cas compliqués a sans doute beaucoup contribué à décréditer le mercure, parce que l'on a douté que ceux qui ont été suivis de guérison eussent été de véritables hydrencéphales.

J'ai cru distinguer dans ma pratique deux manières d'employer le mercure, selon son mode d'agir différent : la première, c'est de donner le calomel comme purgatif ; la seconde, c'est de s'en servir pour exciter la salivation, ou la fièvre mercurielle ; ou d'employer, dans le même but, des frictions mercurielles, qui l'établissent plus directement et plus promptement.

J'ai donné le calomel dans le plus grand nombre des cas symptomatiques qui dépendent d'embarras du bas-ventre, ou des vers ; il m'a trop bien réussi pour ne pas le considérer comme un remède d'un grand secours, du moins dans les maladies qui paroissent devoir se terminer par une hydrencéphale, ou qui avoient quelque chose d'hydrencépalique, soit

que le mercure ait une action particulière sur
le système lymphatique, soit qu'il n'ait agi que
comme purgatif. Mais je ne saurois considérer
le mercure comme un spécifique, car je ne crois
pas qu'il existe de remèdes spécifiques propre-
ment dits dans les maladies qui ne tiennent pas
à un virus, mais qui sont le résultat d'une série
de symptômes qui diffèrent entr'eux, et varient
suivant l'époque de la maladie, ou selon la manière dont l'organe est affecté. L'unique spécifique, c'est la méthode qui indique le traitement que l'on doit suivre, selon l'ordre, la
marche, la succession des symptômes ; et dans
cette maladie, plus particulièrement que dans
aucune autre, il survient des accidens qui dé-
routent les plus sages combinaisons. Le génie du
médecin doit le guider lorsque l'expérience
l'abandonne. Cependant il peut arriver qu'un
embarras des intestins, que la présence des
vers, qu'un engorgement dans le système lymphatique du bas-ventre, puissent, dans certains
cas, devenir des causes d'hydrencéphales symptomatiques, et que le mercure, faisant cesser
cette action comme purgatif, ou en établissant
une fièvre mercurielle, devienne un remède
de la plus grande utilité. Lorsque je l'ai donné
de manière à produire la salivation, quoique le

malade ait succombé, j'ai remarqué, ainsi que
le docteur Cheyne, que les dernières périodes
de l'hydrencéphale étoient assez modifiées pour
que l'état convulsif ou hydrencéphalique dimi-
nuât, ou fût arrêté et suivi par un état assez
semblable à celui d'une fièvre putride qui em-
portoit le malade; mais il arrive aussi quelquefois que les toniques donnés à fortes doses,
comme le quina, le vin, etc., amènent une
convalescence longue, difficile, qui se termine
à bien.

Une objection que l'on doit faire contre la
salivation, c'est que probablement la compression ou la paralysie des nerfs cérébraux qui se
distribuent aux glandes salivaires, fait qu'il est
difficile de l'établir, et plus encore de la diri-
ger, ou de prévenir qu'elle ne soit trop forte;
car il faut acoumuler des doses considérables
de mercure pour qu'il agisse le plus promptement possible, parce que la marche rapide de
la maladie ne permet pas de perdre du temps.
Lorsque le mercure a surmonté le spasme soit
du cerveau, soit des intestins, et qu'il a diminué les symptômes hydrencéphaliques, il agit
alors d'autant plus fortement sur les gencives,
qu'il y en a une grande partie accumulée dans
le système lymphatique, ce qui produit une

salivation trop abondante, qu'on ne peut plus modérer. Je me rappelle quelques cas fâcheux où j'ai vu, à mon grand regret, succomber les malades par cette cause, après avoir paru offrir quelques chances de guérison.

Il y a moins de danger avec le calomel ; il agit plus sûrement sur les intestins, ou comme vermifuge , ou comme purgatif ; son action mercurielle sur les gencives , ou la fièvre qu'il produit, se gouvernent plus facilement que celles que produit le mercure en frictions. Je me sers donc du calomel, à la dose de 1, 2 ou 3 grains toutes les 2 ou 3 heures, seul, ou combiné avec le jalap, ou avec tel autre remède, selon l'âge du malade, ou l'indication qui se présente. Mais, quelle que soit la manière d'envisager l'hydrencéphale, il n'y aura qu'un petit nombre de ses espèces symptomatiques où le mercure réussira, et il n'est pas indifférent de le donner d'emblée, ou plus tard, et de se servir également de telle préparation, plutôt que de telle autre.

Je ne puis m'empêcher de faire observer que le mercure a guéri plus de malades à lui seul, que tous les autres remèdes, et que cependant si tous ces cas n'étoient pas de véritables hydrencéphales , ils avoient avec elles la plus

grande ressemblance, puisqu'ils ont été con-
fondus ensemble.

Sternutatoires.

IL est d'autres remèdes, tels que les ster-
nutatoires, qu'on ne doit pas négliger; quoique
placés sur un plan inférieur à ceux que j'ai indiqués, ils ne laissent pas de coopérer au résultat général du traitement. Je me suis servi
de la poudre St. Ange, et quelquefois, soit
qu'il y eût une détente générale, soit que son
irritation fût assez forte pour provoquer une
secrétion des narines, il m'a semblé, lorsqu'on
obtenoit cet effet, qu'il y avoit une amélioration dans les symptômes.

Digitale.

LA digitale pourprée, indiquée dans les an-
ciennes matières médicales, extérieurement
pour le traitement des ulcères, intérieurement
comme un puissant antiépileptique, se donnoit
à des doses qui produisoient de grands effets
et de grands accidens, ce qui, rendant son
emploi difficile et dangereux, l'avoit fait aban-
donner, lorsque le docteur Withering, après

ses essais faits en 1775, l'introduisit de nouveau dans la pratique. Ses propriétés sont de produire un ralentissement apparent du pouls, et d'augmenter la secrétion des urines. C'est sur ces deux effets, qui semblent contradictoires et qui peuvent avoir lieu simultanément, que des médecins, séduits par leur imagination, ont exagéré ses propriétés; car je ne doute nullement, d'après les nombreux essais que j'en fais depuis long-temps, qu'ils n'aient à soustraire des vertus qu'ils lui ont attribuées, et n'en limitent beaucoup les cas où ils l'ont conseillée.

On l'a beaucoup conseillée dans les hydrencéphales; je l'ai donnée fréquemment sans en obtenir aucun avantage, excepté dans un petit nombre de cas, et surtout dans celle qui est due à la répercussion de la scarlatine, où elle paroît agir presque comme un spécifique. Mais si l'on réfléchit sur la cause de cette hydrencéphale, on concevra facilement l'utilité immense de ce remède et la justesse de son application. Ceci ne détruit pas l'opinion que j'ai émise sur la nature de cette maladie en général.

Les diurétiques, la scille, les sels neutres, etc., et surtout la digitale, sont encore indiqués lorsque la crise paroît se faire par les urines ou par un œdème. Il existe probablement d'autres espèces, telles que l'acuto-chronique, ou telle autre, ou lorsque la maladie présente moins de symptômes violens, de compression, dans laquelle ce remède est fort utile; mais ces cas sont rares, et ma pratique m'en a fourni peu d'exemples.

La dose de la digitale est de 3 ou 4 grains par jour pour un adulte. Il n'en est pas de ce remède comme d'autres, dont on obtient des effets si on en augmente la dose; au contraire, il produit alors des accidens, de vomissemens, de sueurs froides, de syncopes, des attaques de nerfs : il n'est pas rare de rencontrer des individus chez lesquels une idiosycrasie rend ce remède dangereux, même à des doses légères.

La digitale pourprée demande donc beaucoup de prudence dans son emploi, parce que de très-petites doses peuvent produire tous les accidens d'un empoisonnement, et que lorsqu'on la donne à grandes doses, on n'obtient pas sur le pouls ou sur les urines, des effets plus actifs ou plus prompts qu'avec la dose ordinaire : on fait par-là courir au malade une chance inutile, et le plus souvent nuisible au but qu'on se propose.

C'est un des remèdes végétaux dont les propriétés s'altèrent le plus facilement, si la poudre est préparée depuis long - temps, si elle n'est pas soigneusement conservée dans un bocal bien fermé, ou si elle a été trop exposée à la lumière ; il arrive aussi qu'il y a des années où elle paroît réussir moins bien que d'autres, que cela soit dû à l'influence particulière de la saison sur les malades, ou que d'autres causes inconnues tendent à rendre moins efficaces les propriétés de cette plante.

PONCTION.

ON a proposé et exécuté la ponction dans des cas d'hydrencéphale ; on n'en a jamais obtenu de guérison, ce que l'on devoit prévoir, à cause des accidens qui sont la suite de la profonde blessure qu'il faut faire à la substance cérébrale pour pénétrer jusque dans les ventricules, soit par la difficulté de l'opération, soit par celle d'évacuer toute l'eau épanchée, soit encore par l'impossibilité d'empêcher une nouvelle accumulation d'eau, qui auroit nécessairement lieu, puisque la ponction ne détruit pas la cause de l'épanchement, qui se continuera, et donnera de nouveau lieu aux symptômes de compression : mais le plus grand

danger de tous ceux que le malade peut courir, est celui de l'introduction de l'air, difficile,
sinon impossible d'empêcher ; et en admettant
qu'on pût faire la ponction sans toutes ces
chances fâcheuses, le collapse du cerveau,
déterminé par l'évacuation de l'eau épanchée,
puisqu'on ne peut pas appliquer de bandages,
seroit suivi d'accidens graves, qu'on ne peut ni
calculer, ni prévenir.

Il n'en est pas de même pour l'hydrocéphale
chronique, qui a pu en faire naître l'idée ; elle
présente quelques cas d'épanchement entre les
méninges, où la ponction est possible et doit
se faire : on en cite où elle a été pratiquée
avec un succès complet (1) ; mais je n'en con-

____

(1) M. Rossi, savant et habile Prof.�r en chirurgie,
de Turin, donne le fait suivant (Chir. operat., vol. 2) :
« Je manquerois mon but, si je ne vous rapportois
» ici un exemple peut-être frappant ; c'est celui d'une
» hydrencépale interne causée par une chute, où la tête
» avoit augmenté du tiers de son volume ordinaire ; l'âge
» du malade étoit de 11 à 12 ans ; les symptôme de
» l'hydrencéphale se manifestèrent trois mois après.
» L'articulation des os pariétaux s'étoit écartée de ma-
» nière à laisser sentir la fluctuation : j'y fis une ouver-
» ture avec la lancette, et je tirai par-là environ 6 livres
» d'eau, à reprises dans l'espace de vingt jours, le
» malade fut sauvé. »

nois aucun, lorsque l'eau, et c'est ce qui a presque toujours lieu, est contenue dans les ventricules, car, outre les dangers indiqués dans les cas d'hydrencéphale, ici l'organisation du cerveau est altérée : aussi l'opération a-t-elle occasionné les convulsions et la mort.

Il n'en est pas de même pour le spina-bifida, maladie dont on citoit à peine quelques cas de guérison jusqu'à ces temps derniers, que M. Ashley Cooper (1) en a obtenu plusieurs dans de certaines circonstances, les unes palliatives, par une compression permanente, les autres radicales, par les ponctions réitérées de la tumeur, à la manière de celle qui a été proposée par M. Abernethy, pour les abcès lombaires.

------

(1) Trans. Med. Chir., vol. 2, p. 324.

FIN.

J'ai cru devoir ajouter à mon Mémoire les Observations de Saint-Clair et de Paisley, tirées des *Essais et Observations de Médecine de la Société d'Edinbourg*, ainsi que la liste des différens auteurs qui ont écrit sur l'hydrencéphale, extraite du *Répertoire de Plouquet*, pour ceux de mes lecteurs qui n'auroient pas ces deux ouvrages sous la main.

Histoire d'une Fièvre et d'une Épilepsie, par M. André de St. Clair, Professeur en Médecine, en l'Université d'Édinbourg.

Parmi le grand nombre de difficultés qui se rencontrent dans la pratique de la médecine, il y en a une qui est considérable, et qui naît de la ressemblance des symptômes dans des maladies qui sont de différentes natures. De-là vient que les jeunes praticiens sont ordinairement embarrassés touchant la méthode de curation qu'ils doivent suivre dans les cas où les symptômes ne leur découvrent pas entièrement la nature de la maladie. Quelque attention qu'on ait d'avertir les jeunes médecins pendant le

15

cours de leurs études, qu'ils ne doivent pas
s'attendre que les maladies se présentent à eux
aussi distinctement qu'on est obligé de les leur
expliquer dans les écoles, il leur est cependant naturel, lorsqu'ils commencent à voir des
malades, de juger de la nature d'une maladie
par les symptômes qui se présentent les premiers, et d'établir sur eux la méthode de la
curation. Il est donc utile pour les jeunes médecins, l'instruction desquels on a principale-
ment en vue en donnant l'histoire des cas particuliers, de leur communiquer, quand l'occasion s'en présente, des exemples de maladies
qui, par leur terminaison, se trouvent différentes de ce qu'elles paroissent d'abord.

C'est dans cette vue que je vous envoie les
deux observations suivantes, dont la première
concerne une fièvre, et la seconde une épilepsie. Elles ne sont ni l'une ni l'autre remarquables par leur nouveauté, ni par le merveil-
leux, moins encore par le succès dont elles ont
été suivies. Comme elles ont été également fa-
tales, je n'ai pas besoin de vous dire que la
vanité, ni l'intérêt n'entrent pour rien dans les
motifs qui m'ont déterminé à les rendre publi-
ques : et je laisse de bon cœur à ceux qui sont
en état de connoître de ces matières, à décider

si quelque chose a été négligée , ou appliquée à contre-temps, dans le traitement de l'une ou de l'autre de ces maladies. Si ces observations peuvent contribuer en quelque chose à faire sentir l'attention qui est nécessaire avant que de décider sur la nature des maladies , et à engager les jeunes médecins à avoir plus d'égard à leurs symptômes qu'à leur nom dans l'application des remèdes, elles auront l'effet que je me propose.

Un enfant âgé de 10 ans, dont le corps étoit fluet et le tempérament délicat, fut attaqué, il y a environ 7 ans, d'une petite vérole confluente qui le mit à l'extrémité. Pendant sa maladie , il fut confié aux soins d'un médecin des plus employés de cette ville , et dont la pratique est accompagnée de beaucoup de succès. Il guérit enfin , et revint en santé , après avoir perdu cependant l'œil gauche , et avec une foiblesse qui lui resta au droit, lequel fut toujours depuis sujet à des ophtalmies, qui recommençoient à la moindre occasion.

Il fut dans la suite quelquefois exposé à des cours de ventre, qui étoient accompagnés de frissons et de vomissemens, et qui cessoient par le moyen de quelques légers vomitifs, et par des purgations avec la rhubarbe. La dernière attaque qu'il eut cessa au bout de quatre jours, lorsque tout-à-coup il se trouva vers le treizième jour du mois d'octobre de l'année 1732, attaqué de lassitude, de frisson et de tremblement, et bientôt après d'une chaleur brûlante et sèche, qui fut ensuite suivie de sueur.

Le lendemain 14, il fut quitte de tous ces accidens, excepté qu'il lui resta une lassitude qui ne lui étoit pas ordinaire, et un dégoût.

15. Le jour suivant, ayant été appelé pour la première fois, je le trouvai dans un grand accès, et on me dit que le frisson étoit revenu trois heures plutôt que le 13. Il n'avoit ni mal de tête, ni vomissement ; son œil étoit un peu rouge, sa langue blanchâtre, sa respiration un peu gênée et entrecoupée de fréquens soupirs ; ses selles étoient liées comme dans l'état naturel ; ses urines étoient de couleur de paille et déposoient un sédiment blanc. Sur le soir, après lui avoir fait mettre les jambes dans l'eau chaude, il lui survint une sueur, et il passa la nuit sans dormir ; ses urines alors devinrent épaisses, et déposèrent un sédiment semblable au premier.

Le 16, je lui donnai un vomitif dans la matinée, fait avec une infusion de deux scrupules d'ipécacuana; ce remède ne le fit vomir qu'une seule fois, parce qu'il y en eut une partie de perdue en excitant le malade à le prendre. Dans la journée, il n'urina pas, fut resserré, assoupi, et enclin au délire; son pouls resta mou, foible et peu fréquent. Sur le soir, je lui fis prendre un lavement de térébenthine, qui lui fit faire une copieuse selle, et lui fit rendre une grande quantité d'urine, qui déposa un sédiment briqueté. Il ne reposa point jusqu'à quatre heures du lendemain matin, qu'il s'endormit tranquillement.

Le 17, il continua de dormir toute cette journée, presque sans interruption jusqu'au soir; il eut de fréquens grincemens de dents, n'eut aucun frisson, ni rien qui annonçât le retour d'un nouveau paroxisme; son pouls devint par degrés plus fréquent dans la journée, mais il resta mou, plein et foible. Je lui fis appliquer un emplâtre vésicatoire au dos; il but des émulsions, et passa la nuit sans dormir.

Le 18, dans la matinée, il se trouva assez tranquille, mais il n'eut point d'envie de dormir; son pouls étoit petit et fréquent; sa respiration étoit libre; il avoit la langue sèche; ses urines étoient épaisses, hautes en couleur et déposoient une grande quantité de sédiment

brun. Je lui fis appliquer à la plante des pieds
le cataplasme de *Craton*, et il prit de deux
en deux heures une cuillerée de la décoction
composée de serpentaire. Dans l'après-midi,
l'engourdissement diminua ; son pouls fut de
temps en temps plus fort, mais il varia souvent ; l'agitation et le délire augmentèrent ensuite jusque sur les six heures du soir, auquel
temps il s'endormit tranquillement. Il n'avoit
pas rendu d'urine depuis dix-huit heures ; on
lui donna un lavement de lait qui le fit uriner
abondamment, mais il ne fut pas à la selle.

Le 19, il fut agité toute la nuit, sua beaucoup de la tête, et grinça souvent des dents.
Le matin, son pouls étoit foible et accéléré,
l'affaissement étoit plus considérable, et il avoit
le regard effrayant. Je lui fis appliquer sur-le-
champ les vésicatoires aux bras et aux chevilles
des pieds ; il but des émulsions pour boisson
ordinaire, et prit de deux en deux heures une
cuillerée de la potion suivante :

R. *Decoct. serpentar. comp. sine mecon.*
unc. iv spirit. salin. aromat. scrup. ij misc.

Dans le courant du jour, son pouls fut toujours inégal, étant quelquefois foible et quelquefois plus fort ; l'affaissement diminuoit pour
l'ordinaire toutes les fois qu'il prenoit de la

potion ci-dessus, mais il revenoit bientôt après.
Il sua abondamment de la tête et des paumes
des mains. Sur le soir, ses urines coulèrent
sans qu'il s'en aperçût, et il ne put avaler autre
chose que des liquides. On renouvela les cataplasmes de la plante des pieds. Il fut plus
agité pendant cette nuit, qu'il ne l'avoit été
jusqu'alors, jeta souvent des cris, urina invo-
lontairement, et sua de la tête plus que d'ordinaire.

20. Vers la matinée, il s'endormit un peu,
et l'affaissement se trouva beaucoup diminué
après le sommeil ; sa raison étoit moins égarée ;
sa langue étoit sèche, de couleur rouge foncée,
mais elle n'étoit pas chargée ; son pouls étoit
un peu plus fort. Lorsqu'on eut ôté les emplâtres vésicatoires, il sortit une grande quantité de sérosité, et la sueur de la tête cessa
presque entièrement. Il resta dans le même
état jusqu'au soir ; son pouls alors devint plus
fréquent et plus foible, et sa langue humide ;
il tomba dans la même insomnie que ci-devant ;
ses urines coulèrent sans qu'il s'en aperçût ; il
délira, jeta des cris, et fut agité jusque sur les
deux heures du matin, auquel temps il devint
plus calme. Sur le soir, j'ordonnai qu'on lui
appliquât un emplâtre vésicatoire sur la tête,

mais il ne put pas souffrir qu'on la lui rasât.
Les cataplasmes de la plante des pieds furent
renouvelés.

Le 21, après un sommeil tranquille, tous
les symptômes ci-dessus recommencèrent avec
plus de violence, quoique son pouls devînt plus
foible. Je lui fis appliquer dans la matinée des
emplâtres vésicatoires aux cuisses; les émulsions
et la décoction de serpentaire furent continuées
comme ci-dessus. Il n'arriva aucun changement
pendant la journée. Sur le soir, je lui fis donner
un lavement qu'il ne put retenir, et vers le
matin, il fut presque entièrement suffoqué par
une pituite épaisse et abondante qui lui tomba
dans la gorge, et dont on procura la sortie par
le moyen de la potion suivante :

R. *Gumm. ammon. drach. sem. solvatur
in aq. still. hyssop. unc. ij. acet. scillicit.
drach. j. M.*

Il prit trois fois de cette potion à une heure
de distance l'une de l'autre, jusqu'à ce qu'il fût
délivré de cette pituite.

Le 22, dans la matinée, son pouls devint
plus foible et plus fréquent; la sueur se mani-
festa à la tête et aux mains; toute l'habitude
du corps devint humide, et il ne lui tomba
point de pituite sur la gorge ; il étoit du reste

comme le jour précédent. Il prit dans l'après-dîner la poudre suivante dans une cuillerée de petit-lait coupé avec le vin d'Espagne, et la reprit encore sur le soir. La sueur universelle n'augmenta cependant pas dans le courant de la journée, et elle s'arrêta entièrement dans la nuit.

R. *Rad. serpentar. virg. gr. vij. castor. russ. gr. iij. camphor. pur. gr. j. M. f. pulvis pro dose.*

Dès que la sueur fut arrêtée, son pouls devint si foible et si fréquent, qu'on pouvoit à peine en compter les pulsations. Il eut souvent de profonds soupirs, quoique d'ailleurs sa respiration fût libre. Vers le milieu de la nuit, la fluxion sur la gorge revint, et il mourut à trois heures du matin.

Sa nourriture, tandis qu'il put prendre des alimens solides, fut du pain et de l'orge rôti ; du pain trempé dans du thé, ou dans du petit-lait coupé avec un peu de vin d'Espagne. Sa boisson (outre les émulsions) étoit de la tisanne d'orge, du thé, et du petit-lait fait comme ci-dessus. On lui donnoit successivement tantôt de l'une, tantôt de l'autre de ces boissons.

Un enfant d'environ 4 ans, bien conformé, vif, et d'une santé florissante, fut attaqué vers

le commencement de l'hiver dernier, d'une
toux opiniâtre, de sueurs nocturnes, d'une
fonte des chairs, et d'autres fâcheux symp-
tômes qui firent craindre pour sa vie. Cependant, par l'usage de quelques légers vomitifs
donnés à propos, des adoucissans, du lait d'â-
nesse, et de l'air de la campagne, il parut reprendre une parfaite santé, nonobstant la saison
peu favorable. En effet, son appétit revint, sa
digestion se fit aisément; il n'eut plus d'altération, de chaleur, ni de toux; sa respiration
devint libre, son sommeil naturel et tranquille,
et il cessa d'avoir des sueurs nocturnes. Il soutenoit assez bien les jeux qui conviennent à
cet âge sans en être trop tôt fatigué, et devint
tous les jours plus fort et plus gras, jusqu'à ce
qu'il eût repris entièrement son premier embonpoint.

Vers le 25 du mois de janvier 1733, il se
plaignit d'une douleur à l'estomac, et d'une
démangeaison au nez. Il fut agité pendant la
nuit, et son sommeil fut souvent interrompu
par des tressaillemens subits. M. *Macgill*, qui
l'avoit traité avec tant de succès de sa première
maladie, lui donna trois grains de mercure
doux (l'enfant ne voulant pas prendre des remèdes désagréables), qui lui procurèrent une
ou deux selles.

Le 26 janvier, les symptômes continuèrent les mêmes, et il eut encore un penchant au délire. On lui donna ce jour-là un lavement qui le fit aller une fois à la selle.

Le 27, il fut transporté de la campagne, où il étoit alors, à la ville. Sur les trois heures après midi, je fus appelé pour le voir, et je le trouvai en délire. Il se grattoit sans cesse le nez, jetoit souvent des cris; et l'on me dit que lorsqu'il dormoit, il s'éveilloit en sursaut, et qu'il crioit comme s'il étoit effrayé. Son pouls étoit plein, fort, et entièrement calme. Il fut saigné sur-le-champ du bras, et prit ensuite la poudre suivante, qui fut réitérée dans la nuit et le lendemain de bon matin :

R. *Æthiop. miner. gr. v. Ent. Vener. gr. ij.* *M. f. pulvis pro dose. Fiant hujus modi doses iij.*

Sur le soir, je lui fis donner un lavement, qui le fit aller une fois à la selle. Il délira sans discontinuer toute la nuit, excepté pendant quelques momens de sommeil, qui étoient interrompus, comme ci-dessus, par des tressaillemens et des cris. Il se grattoit le nez presque sans interruption, soit qu'il dormît ou qu'il fût éveillé.

Le 28, dans la matinée, il ne reconnut personne ; son pouls étoit parfaitement tranquille, mou et assez fort. Il reprit la dose de mercure doux ci-dessus, et avala par-dessus une demi-once de teinture de rhubarbe. Vers le midi, il fut attaqué d'un accès d'épilepsie, qui dura dix minutes, et qui fut suivi d'un second environ une heure après. Je lui fis appliquer sur-le-champ un emplâtre vésicatoire entre les deux épaules. Il but des émulsions, et une cuillerée de la potion suivante à l'approche de l'accès, ou lorsqu'il étoit fini.

R. *Aq. still. Fl. Chamœm. unc. ij. Rut. unc. j. Tinctur. Castor. drach. sem. Sp. C. C. gut. xv. syrup. Caryoph. unc. j. M.*

Sur le soir, je lui fis donner un lavement purgatif, parce qu'il n'avoit pas été à la selle de la journée. Ce lavement lui procura une selle. Il passa cette nuit comme la précédente.

Le 29, vers les six heures du matin, il eut un autre accès, qui dura plus long-temps qu'aucun de ceux qui avoient précédé. Les autres symptômes étoient les mêmes que le jour d'auparavant. La dose du mercure doux, avec la teinture de rhubarbe, fut réitérée, mais il ne fut pas à la selle. On lui redonna à une heure environ après midi, le lavement purgatif ; il le rendit avec quelque peu d'excrémens, et immédiatement après on lui appliqua des cataplasmes irritans à la plante des pieds. Dans l'après-dîner, il revint entièrement à lui, et resta dans cet état environ deux heures. Sur le soir, le délire recommença; son pouls resta mollet et tranquille; on lui appliqua des vésicatoires aux chevilles des pieds, et il prit la potion suivante :

R. *Tinct Rhei. simpl. unc. sem. scrup. de Rhamn. drach. ij. M.*

Le 30, vers les quatre heures du matin, il eut un autre accès plus violent que les précédens; il fut ensuite à la selle, et s'endormit après. Son pouls, sur les neuf heures du matin, étoit plein, mais languissant, et plus lent que celui d'un homme en santé. Le dernier purgatif fut réitéré sans aucun effet. A midi, il parut mourant; mais sur le soir, son pouls et son regard devinrent meilleurs. J'ordonnai un emplâtre vésicatoire pour appliquer sur la tête, lequel ne le fut pas; le purgatif fut réitéré. Dans la nuit, les accès revinrent, et continuèrent presque sans intermission; il ne fut point à la selle.

Le 31, les accès continuèrent dans la matinée, et on lui fit prendre la potion suivante :

R. *Syrup. de Rhamn. cath. drach. ij. Tinct. Jalapp. gutt. xv. M.*

Cette purgation le fit aller à la selle une fois dans l'après-dîner. Sur le soir, l'accès continuant toujours, son cou de même que son corps se trouvèrent extrêmement raccourcis. On ne lui sentoit point le pouls, et il mourut le matin suivant sur les sept heures.

Pendant sa maladie, il prit quelquefois quelques cuillerées de potage léger, et but des émulsions, du thé, et de la tisanne d'orge.

A l'ouverture de son corps, qui se fit le lendemain, nous trouvâmes tous les viscères du bas-ventre parfaitement sains ; l'estomac étoit presque vide, et quoique M. *Macgill* ouvrît avec beaucoup d'attention les intestins dans toute leur longueur, nous ne trouvâmes pas la moindre apparence de vers, ni même rien autre, excepté deux onces d'une substance glaireuse, qui avoit une consistance de gelée et qui étoit au commencement du *jejunum*, et une petite quantité de matière fécale molle vers l'extrémité du *colon*. La bile étoit un peu plus épaisse qu'elle ne l'est ordinairement, et d'une couleur obscure. Dans la poitrine, il n'y avoit rien de dérangé, si ce n'est que les poumons étoient fortement colés partout à la pleure, et qu'ils étoient remplis de tubercules et d'abcès de différentes grandeurs ; de sorte qu'en quelque endroit qu'on les ouvrît, il en sortoit un pus liquide, ou bien l'on rencontroit quelque tubercule, dans les membranes duquel étoit contenu une matière de la consistance d'un fromage nouveau. Les vaisseaux sanguins du cerveau étoient tous beaucoup engorgés, et il y avoit dans les ventricules environ six onces de sérosité. La substance du cerveau nous parut parfaitement saine.

Avant que de terminer ce mémoire, qu'il me soit permis de remarquer, que quoique dans le premier cas les symptômes qui se présentèrent dans cette maladie, eussent entièrement l'apparence de ceux qui annoncent une fièvre intermittente pendant les quatre premiers jours, cependant la maladie étoit d'une autre nature, et demandoit dans la suite un traitement bien différent. Dans le progrès du mal, plusieurs symptômes donnèrent lieu de soupçonner qu'il y avoit des vers dans le bas-ventre, quoique le malade n'en rendît aucun, et je n'eus pas occasion de m'assurer, par l'ouverture du cadavre, s'il y en avoit réellement. Mais la force de la fièvre et la violence des symptômes auxquels elle donnoit lieu, étoient si grandes, qu'il n'y avoit pas moyen de placer aucun remède anti-vermineux. Il est bon de faire ob-

server ici, que dans presque toutes les fièvres
symptomatiques. dans lesquelles les symptômes
sont violens et menacent d'un danger prochain,
il faut d'abord avoir égard à ces symptômes,
jusqu'à ce que leur violence soit modérée et
qu'ils permettent d'attaquer la cause de la maladie par les remèdes convenables. Mais, au
contraire, lorsque les symptômes ne sont ni
violens, ni dangereux, il faut d'abord attaquer
la cause, et ensuite la fièvre symptomatique
cesse ordinairement, soit d'elle - même, soit
avec le moindre secours.

Il est remarquable dans le second cas, que
pendant quelque temps avant la dernière maladie de cet enfant, il eut toutes les apparences.
d'une santé bien confirmée, quoique certainement il portât dans les poumons une cause as-
surée de phthisie, laquelle indubitablement lui
auroit été fatale le printemps suivant ; car il
n'est pas vraisemblable que les tubercules et
les abcès aient pu se former pendant le cours
de sa dernière maladie, qui n'a pas duré assez
de temps pour donner lieu à leur formation, et
dans le cours de laquelle on n'a aperçu aucun
symptôme qui annonçât ces tubercules ou ces
abcès. On voit par-là combien il faut se défier
de l'événement de la phthisie, même lorsque

tous les accidens cessent, jusqu'à ce que le
malade ait essuyé tous les différens changemens des saisons, et particulièrement du printemps et de l'automne.

Enfin tous les symptômes qui ont accompagné la dernière maladie de cet enfant, sembloient annoncer des vers, et ces vers paroissoient si évidemment la cause de sa maladie,
qu'il ne manquoit que l'évacuation d'iceux pour
n'avoir plus de doute à ce sujet. Le malade
cependant n'en rendit jamais aucun, et on n'en
trouva point à l'ouverture de son corps. Cela
n'est pas nouveau, et tous les médecins ex-
périmentés savent que les symptômes qui ac-
compagnent ordinairement les vers, peuvent
quelquefois venir d'autres causes. Il est donc
important de remarquer que la méthode du
traitement dans ces cas ne doit jamais être
bornée à l'usage des vermifuges seuls. Ces remèdes, à la vérité, ne doivent pas être oubliés
dans les cas où les circonstances les rendent
nécessaires, comme dans celui dont il est question ; mais en même temps il faut attaquer les
principaux symptômes, comme s'ils étoient in-
dépendans d'une semblable cause.

OBSERVATION sur une Hydrocéphale accompagnée de symptômes remarquables ; par M. J. Paisley *, chirurgien à Glassow.*

UN jeune garçon âgé d'environ 6 ou 7 ans, d'un tempérament sain, à en juger sur les apparences, et qui s'étoit toujours bien porté jusqu'alors, fut subitement attaqué un matin d'une douleur au côté gauche de la tête ; cette douleur fut accompagnée d'un assoupissement qui ne lui étoit pas ordinaire, et de lassitude, et l'un et l'autre augmentèrent dans l'après-midi. Il n'avoit pas le pouls fort agité ; il toussoit de temps en temps, avoit un dégoût général pour toute sorte d'alimens, soit solides, soit liquides, et des envies de vomir ; quelquefois son visage paroissoit enflammé, et d'autres fois il étoit pâle et défiguré ; il ressentoit des douleurs dans le bas-ventre ; il avoit les gencives des quatre dents posterieures très-enflées, et la bouche échauffée.

Dans le soupçon où l'on fut d'abord que les vers pouvoient être la principale cause de sa maladie, on lui donna quelques poudres convenables en ce cas ; on lui injecta quelques lavemens, et on lui frotta le ventre avec l'onguent vermifuge.

Il resta à peu près dans le même état pendant les trois premiers jours, étant plus éveillé et plus agile dans la matinée, très-pesant et assoupi dans l'après-midi. Le quatrième jour, il se plaignit davantage de la douleur de tête, et comme la fièvre se trouva augmentée, on lui tira environ quatre ou cinq onces de sang de la jugulaire ; on lui donna un lavement le soir, et le lendemain matin une prise d'*ipéca-cuana*, qui le fit bien vomir. Au second effort qu'il fit pour vomir, il rejeta un vers vivant, assez gros, qui avoit cinq ou six pouces de longueur, et de l'espèce dite grêle. Après l'opération de ce vomitif, il parut un peu moins assoupi, et fut plus éveillé le reste de la journée.

Le sixième jour, on lui fit reprendre quelques prises des poudres vermifuges, mais ce n'étoit pas sans beaucoup de peine, parce qu'il avoit de la répugnance à avaler les solides et les liquides, aussi bien que les poudres. On lui appliqua sur le ventre un emplâtre vermifuge, et on lui donna un lavement.

Au septième jour, son pouls parut en quelque façon plus foible que dans l'état naturel, et quoiqu'il fût pour l'ordinaire plus agile et plus éveillé dans la matinée, ainsi que je l'ai déjà observé, cependant ce matin il se trouva si

assoupi et si pesant, que ce fut avec toutes les
peines du monde qu'on vint à bout de lui faire
prendre une potion purgative : quoique ce purgatif fût plus fort qu'aucun qu'il eût encore pris,
il n'opéra cependant point. C'est pourquoi on
lui donna un lavement purgatif fort, lequel lui
procura seulement une selle. Il rendit par cette
selle quelques matières endurcies, environnées
d'une espèce de mucosité ou d'humeur glaireuse ; et avec ces matières, il sortit encore un
grand vers de la même espèce que le premier
et qui avoit neuf pouces de longueur.

Le huitième jour, il étoit si pesant et si en-
dormi, qu'il ne fut pas possible de le tirer de
cet état, ni de gagner sur lui qu'il prît quelque
nourriture, moins encore aucun remède. Les
lavemens purgatifs que l'on continua ne lui procurèrent jamais plus d'une selle. Dans l'après-
midi, il parut dans un état de léthargie ; son
pouls étoit petit et inégal. On lui donna un lavement fait avec les sommités d'absinthe et de
petite centaurée bouillies dans du vin rouge, et
on lui fit prendre une infusion des amers dans le
vin : par le moyen de ces remèdes, son pouls
s'éleva un peu, et il commença à prendre quelque peu de panade, ou d'autre aliment de cette
nature ; ce qu'il fit avec beaucoup d'action, en

ouvrant de grands yeux et sans dire un mot ; mais on ne put jamais l'engager à prendre aucune sorte de boisson, et aussitôt qu'il eut achevé de manger, il retomba dans l'assoupissement.

Le neuvième jour, il étoit à peu près dans le même état que le jour d'auparavant ; il paroissoit seulement plus assoupi. On lui appliqua un emplâtre vésicatoire au cou, et cet emplâtre procura une grande évacuation de sérosité ; mais il n'en fut ni moins assoupi ni plus sensible, son pouls en devint seulement un peu plus vif.

Le dixième jour, nous n'aperçûmes guère de changement ; tout ce qu'il y avoit de plus que le jour précédent, c'est qu'il avoit le visage vif et rouge, et un peu bouffi ; qu'il portoit souvent la main au côté gauche de la tête ; que sa respiration étoit plus pressée que d'ordinaire et un peu laborieuse, et que son pouls étoit petit et foible. On lui rasa la tête, et on fit des scarifications à l'endroit où il s'étoit d'abord plaint qu'il sentoit de la douleur, et où il portoit souvent la main lorsqu'il ne pouvoit pas parler, quoiqu'il n'y eût extérieurement aucune apparence de gonflement ; et on en tira trois ou quatre onces de sang. Cette légère évacuation lui rendit la respiration plus libre, et dissipa la rougeur et la bouffissure du visage, mais elle ne produisit aucun autre effet sensible. On lui appliqua le soir les vésicatoires à la plante des pieds.

Le onzième jour, il avoit le pouls extrêmement foible et intermittent; la léthargie, qui étoit accompagnée de tressaillement, étoit augmentée au point, qu'il ne put prendre aucune sorte de nourriture, et il paroissoit privé de tout sentiment. Il resta dans cet état d'insensibilité jusqu'au lendemain matin, qu'il mourut.

Pendant tout le temps de sa maladie, il avoit eu une si grande pesanteur sur les paupières, qu'il ne pouvoit les relever sans beaucoup de peine, et elles avoient paru gonflées.

En ouvrant la tête, aussitôt que j'eus enlevé le crâne, je trouvai sur la dure-mère une tumeur de la grosseur d'environ une noisette, placée sous le pariétal gauche, à un pouce et un quart environ de la suture sagittale, et à environ deux pouces de la suture lambdoïde, qui étoit l'endroit où l'enfant avoit marqué qu'il sentoit de la douleur. Cette tumeur n'avoit fait aucune impression à la surface interne de l'os pariétal. Elle étoit molle au toucher, et en l'ouvrant il en sortit quelque peu d'une sérosité sanguinolente.

J'aperçus dans le fond de la tumeur un grand nombre de petits corps blancs, qui ressembloient à de petits vers mêlés dans une liqueur épaisse et muqueuse, semblable à celle que filtre la membrane interne du nez. Ces petits corps n'avoient aucune apparence de vie, et ils étoient enfermés dans une duplicature de la dure-mère, dont la lame inférieure se trouvoit en cet endroit si fort adhérente à la pie-mère, qu'il étoit impossible de séparer en deux membranes sans les déchirer. Outre le grand nombre d'éminences qu'on remarque à la surface du cerveau, et qui sont formées par les anfractuosités de ce viscère, il y en avoit plusieurs autres petites, disposées le long du côté gauche du sinus longitudinal supérieur. Ces petites éminences étoient autant de tumeurs de la même espèce que la précédente, c'est-à-dire qu'elles contenoient également une sérosité sanguinolente, et des corps blancs. Savoir si ces petits corps blancs étoient réellement des vers, ou s'ils n'étoient que des glandes de la dure-mère, obstruées à la suite d'une inflammation survenue à cette membrane, c'est ce que je ne saurois déterminer. Il est vrai que je penche pour ce dernier sentiment, par la raison que par-tout où il y avoit de semblables tumeurs,

la dure-mère étoit si fort adhérente à la membrane qui est au-dessous, qu'il n'étoit pas possible de l'en séparer sans déchirer la pie-mère.
Toutes les veines de la tête étoient engorgées
de sang, et paroissoient comme si elles eussent
été injectées, quoiqu'il n'y eût point ou très-peu
de sang dans les autres cavités du corps que
nous ouvrîmes.

J'enlevai le cerveau, et lorsque j'eus coupé
les nerfs optiques, je remarquai une épaisseur
contre nature à la pie-mère. Cette membrane
étoit distendue par la présence d'une liqueur
séreuse ; en ouvrant cet endroit de la pie-mère,
il en sortit environ un demi-setier d'une sérosité
jaunâtre. En disséquant le cerveau, je trouvai
les ventricules distendues par une sérosité sura-
bondante. Le *plexus choroïde* étoit dur et
squirreux ; et il y avoit un grand nombre de
petites hydatides (autant que j'ai pu en juger),
lesquelles étoient rangées à côté l'une de l'autre
le long de ces *plexus*, et dont les tuniques
étoient extrêmement tendres, et se déchiroient
pour peu qu'on les touchât. Elles ressembloient
exactement aux vaisseaux lymphatiques, dont
le Docteur *Ridley* a donné la figure dans sa
première planche de son Anatomie du cerveau.

Je trouvai peu de chose dans les autres vis-

cères qui fût digne de remarque. Ils étoient
tous parfaitement sains, excepté le canal intestinal, que je trouvai vide, et qui étoit enflammé en quelques endroits où l'on voyoit un
commencement de gangrène. Il y avoit aussi
quelques vers grêles, lesquels paroissoient
morts. La plupart des intestins étoient transparens ; et en deux endroits, ils étoient rentrés
l'un dans l'autre dans une étendue assez considérable, comme si le mouvement de la partie
inférieure de ce conduit eût été renversé, et
fût devenu anti-péristaltique, tandis que la
partie supérieur auroit conservé son mouvement
péristaltique naturel, et qu'à l'occasion de ces
deux mouvemens contraires la partie inférieure
du conduit eût été poussée dans la partie supérieure. Il fallut beaucoup de force pour dé-
gager les intestins qui étoient rentrés l'un dans
l'autre ; parce qu'ils étoient fort rétrécis en cet
endroit, quoiqu'il n'y parût aucun signe d'inflammation.

Depuis que j'ai eu cette maladie à traiter,
j'ai vu plusieurs enfans qui se plaignoient d'une
douleur fixe à la tête ; qui avoient un grand
assoupissement, et une pesanteur aux paupières ;
dont le pouls étoit plus foible que dans l'état
naturel ; qui étoient sans soif ; lesquels avoient

beaucoup d'aversion pour les alimens soit liquides, soit solides ; des envies de vomir et d'autres symptômes semblables à ceux que j'ai indiqués en rapportant l'histoire ci-dessus ; ce qui m'a fait juger que leur maladie étoit la même que celle de cet enfant ; et la dissection que j'ai faite de deux de ces malades, qui sont les seuls qu'on m'a permis d'ouvrir, a justifié mon sentiment. J'ai trouvé les parties, affectées à peu près de la même manière que j'ai dit ci-devant ; toute la différence qu'il y avoit, c'est que je n'ai rien aperçu dans aucun d'eux qui ressemblât à ces petites tumeurs dont j'ai fait mention dans le cas précédent ; que dans les deux derniers, tous les vaisseaux du *plexus choroïde* étoient durs et obstrués ; et que la pie-mère étoit si épaisse vers la base du cerveau, et immédiatement au-dessous des nerfs optiques, qu'elle paroissoit semblable à la dure-mère.

EXTRAIT du *Repertorium Medicinæ practicæ , Chirurgiæ atque rei obstetriciæ ,*
de Ploucquet.

IIYDROPS CAPITIS. HYDROCEPHALUS. Cfr. FŒTUS.

(Distinguendus tamen acutus à chronico.)

Ackermann et Fischer , klinische Annalen von
Jena. 1 St. p. 152.

Act. Erud. Lips. 1786. p. 365. 1702. p. 196. 1709
p. 132. 1712. p. 418. 1717. p. 409. 1718. p. 353.

Act. Helvet. I. 1. (*cum defectu calvariæ.*) ·

Act. Nat. Cur. Vol. III. Obs. 126. IV. Obs. 135.
136. IX. Obs. 9. (*saccatus.*)

Afzelius, Diss. Hydrops ventriculorum cerebri historiis morbi et sectionibus cadaverum illustratus. Upsal. 1804.

Albucasis, Chir. P. II. c. 1.

Alberti, Dissert. de hydrocephalo. Hal. 1725.

Alix, Observat. Fasc. II. p. 53.

Amatus Lusitanus, Cent. I. cur. 69.

Arantius, de Tumoribus. c. 1.

Armstrong, Account. v. Aus. Abh. für pr. Aerzte.
IV B. p. 75. (*infantum.*)

Aurivillius, de hydrocephalo interno 45 annorum. Upsal. 1763. Sandifort Thesaur. II. n. 14.

Auserlescue Abhandl. für pract. Aerzte. XIII B.
p. 688.

Austrius, (*Sebast.*) de puerorum morbis. n. 3.

Bader, (*Karl Fr.*) Geschichte der Wassersucht der
Gehirnhœlen oder des Schlagflusses der Kinder.
Frankf. 1794. 8. Salzb. med. chir. Zeit. 1794. III.
p. 89. N. A. D. B. B. XV. p. 511. A. L. Z. 1796. n. 99.

Hydrops capitis.

Baillie, Anatomie des krankhaften Baues etc. n. 24.
————— Series of Engravings. Fasc. X. Tab. 3.
————— Neue Bemerkungen etc. p. 466. (*signa.*)
470. (*in cavitatibus praternaturalibus cerebri
forte per effusum sanguinem in apoplecticis for-
matis.*) p. 476. (*signa.*)
————— Appendix etc. cap. 18.
Bald. N. Mag. VIII B. p. 180. (*enormis in fœtu.*)
Ballonius, Paradigmata. n. 143. (*adultæ.*)
Bang , Auswal aus den Tagebüchern des Kran-
kenhauses. 1786. April.
————— in Act. Reg. Soc. Med. Havn. Vol. I. p. 13.
(*cephalæa.*)
Barbette , Anatomia practica.
Bartholinus, Hist. anat. Cent. I. Hist. 28.
————— Act. Hafn. 1. Obs. 131. (*vituli.*)
Baster in Philos. Transact. n. 466. v. Leske auserl.
Abhandl. etc. II B. p. 365.
Berdot in Epist. ad Haller. Cent. IV.
————— Act. Helvet. V. n. 11—13.
Betbeder in Journal de Médecine. T. III. p. 227.
(*cranium pellucidum.*) p. 381.
Bierling, Adversar. curios. Obs. 92. (*fœtus.*)
Blancard , Praxis p. 746. (*in embryone , aquæ
libræ 4.*)
————— Collect. med. phys. Cent. I. n. 73—75.
Cent. III. n. 48. (*externus.*) Cent. IV. n. 100.
(*externus penetrans.*)
Blasius, Obs. P. I. n. 1. (*lympha pellucida, tenax
inter meningem tenuem et cerebrum.*)
Blumenbach , Bibl. III. p. 616. (*17 annorum, ana-
tome, descriptio sceleti.*)

Hydrops capitis.

Bonnet, Sepulchr. L. I. Sect. XII. Obs. 37. (*sine
symptomate nevrico.*) Sect. XIII. Obs. 1. (*sine
spasmis.*) Sect. XVI. Obs. 7. seq. et p. 381.
L. IV. Sect. VII. Obs. 1.

Bown. v. Kühn phys. med. Journal. 1800. p. 721.
(*septum pellucidum ruptum.*) p. 820. 837.

Bresl. Samml. 1721. II. p. 88. (*cysticus.*) p. 641.
1725. l. p. 541. (*peripheriœ 5f4 ulnœ.*)

Brown, of Tumours. p. 220.

Buchholz in Bald. N. Mag. I B. p. 481. II B. p. 130.
(*cum inflammatione sinus longitudinalis.*)

Büttner, (*Christoph. Gottl.*) Beschreibung des
innern Wasserkopfs einer 31 jährigen Person.
Königsb. 1773. Murray Pract. Bibl. I. p. 325.

Burnet, Thesaur. med. pract. II. p. 34. (*esse magnitudinem capitis auctam ab humore seroso.*)

Capivaccius, Pr. L. I. c. 30.

Cappel, Observat. anat. Dec. I. p. 22.

De Carro, Diss. de hydrocephalo. Edinb. 1793.

Castet in Journal de Médecine. T. IV. p. 83.

Cavallini, Collozioni etc. T. II. (*aqua per suturas
manans tanquam per filtrum.*)

Celsus, L. IV. c. 2.

Chalmet, L. l. c. 18.

Chifflet, Obs. n. 11.

Chizeau in Recueil périodique de la Société de
Médecine à Paris. nro. 34.

Clerk, Diss. de hydrocéphalo. Edinb. 1776.

Clutterbuck, v. Kühn phys. med. Journal. 1800.
p. 801.

Columbus, de Re anatom. v. Haller Bibl. Med.
Pr. II. p. 125.

254 **HYDROPS CAPITIS.**

Hydrops capitis.

Comm. Lit. Nor. 1731. p. 134. 1732. p. 195. 1736.
p. 364. 1740. p. 162. 1745. p. 136. (*internus cum
cephalea.*)

Conrad, Diss. de hydrocepalo cum fungo cerebri. Argent. 1778.

Conradi in Hufeland Journal der pract. Arzneyk.
VI B. p. 453. (*aqua et inter piam matrem et
arachnoideam, et in ventriculis.*) VII B. St. p. 1.
sq. (*signa diagnostica.*)

Cortesius, App. ad Tract. de vulneribus capitis.
Messan. 1632. 4. v. Haller Bibl. med. Pr. II.
p. 438.

Currie in Transactions of Philadelphia. Vol. I.
P. I. n. 29. (*internus, cui sueta signa deerant.*)

Davis in medical and physical Journal. 1802.
August. v. Hufeland und Harles N. Journal der
ausländ. med. chirurgischen Literatur. II B.
1 St. p. 143.

Deslandes in Journal de Médec. Tom. XXVII.
p. 74.

Diemerbroeck, Disput. de morbis capitis. n. 25.

Duncan, Krankheitsgeschichten, p. 180. (*internus.*)

Duverney, Traité des maladies des os.

Edinb. Versuche. III B. n. 22. 23.

Ephem. Nat. Cur. Dec. I. Ann. I. Obs. 69. (*cephalæa.*) Ann. IV et V. Obs. 27. 36.

— Dec. II. Ann. II. Obs. 158. (*cum spina-bifida.*)
Ann. V. Obs. 166. Ann. IX. Obs. 227. Ann. X.
Obs. 42.

— Dec. III. Ann. I. Obs. 10. (*24 librasliquidi con-
tinens.*) Obs. 152. Ann. IV. Obs. 115. Ann. V
et VI. Obs. 181. Ann. IX et X. Obs. 111. 166.

Hydrops capitis.

— Cent. I et II. Obs. 29. (*24 annorum.*) Obs. 127.
(*cum spina bifida.*)

— Cent. III et IV. Obs. 14. (*cephalœa.*)

Epiphanius, Histor. n. 21.

Fabricius ab Aquap. Op. chirurg. p. 176.

——————Hildanus, Cent. I. Obs. 10. (*tertio anno
nascens enormis.*) III. Obs. 17. 19. (*enormis, 18
annorum tertio anno incipiens.*) IV. Obs. 10
(*enormis.*) V. Obs. 3.

Fallopius, II. p. 299.

Faxe in Läkare och Naturforskare. XII B. v. Rudolphi Schwed. Ann. I. p. 61. (*adulti, ex morbo,
febre epidemica navali— sutræ hiantes.*)

Fischer, Anleitung zur Armenpraxis. p. 315. (*ventriculorum cerebri.*) p. 339. (*cephalalgia dira
singularis.*)

Flajani, Osservazioni pratiche sopra — l'idrocefalo
etc. Rom. 1791. Weigel Ital. Bibl. II B. 2 St. p. 41.
(*maxime internus.*)

Florentini. Diss. de hydrocephalo. Oenip. 1771.

Flormann in N. Schwed. Abhandl. XV B. (*vituli.*)

Ford in Lond. med. Iourn. X. 1. n. 7. v. Aus. Abh.
für pr. Aerzte. XIII B. p. 369. Journal de Médecine. T. XC. p. 28. (*internus ex vitiis cerebri.*)

Ferestus, L. VIII. Obs. 29. 30.

——————Obs. Chir. L. III. 5. 6.

Fotergill, sämtliche Schriften. II. n. 6.

——————in Bemerk. und Untersuchungen von
London. IV. n. 3.

Fränkische Samml. III B. p. 431.

Friderici, Diss. Scrutinium hydrocephali etc. Jen.
1669.

Hydrops capitis.

Friend in Philos. Transact. n. 256. v. Leske Aus.
Abh. I B. p. 12.

Fries in Hufeland Journal der practischen Heilkunde. XVII B. 1 St. p. 142.

Gabelchover, Cent. I. cur. 7.

Garin in Journal de Médecine continué. Vol. III.
p. 119. v. Hufeland, Schreger und Harles Journal der ausländ. med. Literatur. 1802. II. p. 508.

Garnett in Kühn phys. med. Journal. 1802. p. 50.

Gassner in Ehrhart Magasin für die technische
Heilkunde. I. n. 12. 15. 16.

Gaudelius, Diss. de hydrocephalo. Gœtt. 1763.
v. Vogel kl. acad. Schr. n. 11. Weiz. Aus. III B.
p. 458. Sandifort. Thes. II. n. 15.

Gentlemanns Magazine 1756. Nov. v. Hamburg.
Magazin. XIX B. 2. St. n. 6. (*ingens.*)

Gooch, Cases Edit. nov. p. 37.

Greding ind Ludwig Advers. med. pr. II. p. 469.
(*inter cranium et duram matrem.*)

Grund, Diss. de hydrocephalo. Lugd. Bat. 1715.

Guthrie in phys. medec. Journal. 1801. p. 925.
(*anatome.*)

de Haen, Rat. med. continuat. III. p. 130.

Haly, Abbas. (*vocat apostema intercutaneum.*)

Hannæus in Prodr, Act. med. Hafn. p. 110. (*par-
tialis ex ossis hiatu.*)

Harder, Apiar. Obs. 30. 33.

Hartmann, Diss. de hydrocephalo. Stuttg. 1794.

Hazon in Journal de Médecine. T. XII. p. 451.

Hecker, Magazin für die pathologische Anatomie
und Physiologie. 1 Heft. n. 3. (*difficultas dia-
gnoseos.*)

Hydrops capitis.

Helwig, Obs. 3.

Hildesheim, Spicileg. p. 763. 781.

Hippocrates, περι νεσων. II. p. 466. l. 31.

Hoffmann, (*Maur.*) Diss. de Diluvio microcosmi particulari seu hydrocephalo. Altd. 1695.

Hooper et Lettsom in Memoirs of the Soc. of Lond. Vol. I. n. 8. (*pupillam non semper esse dilatatam.*)

Hopfengartner. (*P. F.*) Untersuchungen uber die Natur und Behandluug der verschiedenen Arten der Gehirnwassersucht. Stuttgard. 1802. 8. Tub. Anz. 1802. p. 633. A. D. B. B. LXXXII. p. 53. A. H. L. Z. 1805. n. 64. Salzb. med. chir. Zeitung. VII. Ergänzungsb. p. 337.

Hoppius, Diss. de hydrocep. et cephalal. Lips. 1652.

Hufeland, Bemerkungen uber Blattern etc. p. 476. 479. (*facies febris verminosæ.*)

——————— von der Scrofelnkrankheit. p. 339. 345.

Jameson in Memoirs of the med. Society of Lond. Vol. III. n. 23. (*acutus letalis.*)

Johnstone, Untersuchungen über das Nervensystem etc. p. 119.

Justi in Bald. N. Mag. XI B. p. 446. (*cephalalgia.*)

Kaltschmid, Pr. de nervis opticis. cit. Morgagni. Ep. XII. Art. 13.

——————— de hydrocephalo interno raræ magnitudinis. Jen. 1752. Weiz Ausz. VI. n. 12. v. Haller Coll. Diss. Pr. VII. n. 251.

Klinkosch, Programma de hydrocephalo fœtus rariori ejusque caussa. Prag. 1773. v. Diss. Sel. I. Weiz N. Ausz. II. p. 5.

Kortum in Hufeland Journal der pract. Arzneyk. VI B. p. 153.

Hydrops capitis.

Kreysig, Diss. de hydrocephali inflammatorii pathologia. Viteberg. 1800.

Kriebel, Diss. de hydrocephalo. Jen. 1803.

Lamzweerde, App. ad Sculteti Armam. chirurg. (*externus.*)

Lantana in Act. novæ Acad. Philexotericorum.

Latta, System of Surgery. Vol. II. c. 23.

Leib in Transact. of Philadelphia. I. 1. n. 7. (*letalis internus.*)

Lentin, Beytrage, p. 75. (*cutis frontis tensa, venæ magnæ.*)

Leonidas apud Aëtium. Tetrab. II. Serm. II. c. 1.

Lieutaud, Histor. anatom. med. L. III. Obs. 322. 346. (*ex ani fistula sicatta — serum supra cerebrum et medullam spinalem.*) Obs. 388. (*post cephalæam et phrenitidem.*) Obs. 412. (*post febrem malignam.*)

Lodemann, Diss. qua inquiritur in theoriam Weikardianam de hydrope cerebri. nec non in veram ejusdem morbi indolem. Gœtt. 1792.

Loder ad Rosenstein, Anweisung zur Cur der Kinderkrankheiten. VI Auflage. (*22 annorum, aquæ libræ quatuor.*)

Loew, App. cap. 35.

Loftie in Med. Obser. and Inquir. Vol. V. p. 121.

Lohrmann, Diss. de hydrocephalo. Lugd. Bat. 1666.

Lottichius, Cons. p. 162.

Ludwig, Diss. de hydrope cerebri puerorum Lips. 1774. v. Bald. Syll. V. Weiz N. Ausz. p. 9.

Marcorel in Mémoires de mathématique présentées etc. IV. p. 459.

Hydrops capitis.

    Marcorel in Histoire et Mémoires de l'académie de Toulouse. I. n. 4.

    Mauriceau, Maladie des femmes grosses. II. p. 487.

    Meckel, Diss. de hydrocephalo interno. Halæ 1793.

    Med. Comment. v. Edinb. II Dec. IV B. p. 197. (*cranium tenue.*)

    Meekren, Observ. med. chir. c. 7. (*externus cum interno.*)

    Meier in Bald. N. Mag. IV B. p. 1.

    Mémoires de l'Acad. R. des Sciences. 1704. p. 8. 1718. p. 121.

    Menzel in Archiv der pract. Heilkunde für Schlesien etc. II B. 3 St. n. 2. (*septem annorum.*)

    Mercatus, de puerorum morbis. L. II. c. 19.

    Mezger, Diss. Observationum anatomico-patholog. biga. Regiom. 1792. Salzb. med. chir. Zeit. 1793. IV. p. 85.

    Michaëlis in Hufeland Journal der pract. Arzneik. XII B. 4 St. p. 50. (*sub specie febris catarrhalis.*)

    ——— in Medical Communications I. n. 25. (*29 annorum : pupillæ naturales, appetitus, memoria bona.*)

    Mier in Lond. Med. Journal. IV. v. Aus. Abh. für pract. Aerzte. X B. p. 214.

    Mironii, de infantibus. L. II. Turin 1553. Fol. v. Haller Bibl. Med. Pr. II. p. 105.

    Monro, (*Alex.*) Three Treatises, on the brain, the eyes and the ear. Edinburgh. 1797. Loder Journal für Chirurgie. I B. p. 534. Gœtt. Anz. 1798. p. 572. Samml. Auserl. Abhandl. für prac. tische Aerzte. VII B. p. 394.

    ——— von der Wassersucht etc.

Hydrops capitis.

Monro, (*Alex.*) in Medical Transactions. II. n. 18.

Morgagni, de Sed. et causs. Morb. Ep. XII. Art.
1. 3. seq.

Moseley in London med. Journal. VI. p. 113.
(*internus.*)

la Motte, Chirurgie. Obs. 127. (*internus.*)

Muray, Dissert. Fœtus hydrocephalo interno cor-
rupti descriptio. Upsal. 1797. Rudolphi Schwed.
Annalen. I. H. p. 113.

————— Diss. Obs. anatom. circa infundibulum
celebri. Upsal. 1772.

Neubold, de inundatione capitis à sufflaminato refluxu maris microcosmici. v. Act. Er. L. 1731.
p. 164.

Neumann in Hufeland Journal der practischen
Heilkund. XX B. 2. St. p. 36. (*suturæ coalitæ.*)

Oberteuffer in Starks N. Archiv. II B. p. 648.

Odier, medicinisch. chir. Abhandlung über die
Wassersucht der Gehirnkammern. Leipz. 1785.
A. L. Z. n. 230.

————— in Hist. de la Société de Méd. 1779. p.
194. v. Aus. Abh. für pr. Aerzte. IX B. p. 320.

Oehme in Diss. de morbis recens natorum infantum chirurgicis. Lips. 1773. Weiz. N. Ausz. I.
p. 4.

Okely, Diss. de hydrocephalo acuto. Edinb. 1791.

Osiander, Annalen der Entbindungslehranstalt
etc. I B. II St. p. 58. 61. (*fœtuum etiam mino-
rum.*) II B. 1 St. p. 78.

Oswald in Zadig Archiv der practischen Heilkunde. IV B. 1 St.

Hydrops capitis.

> Panarolus, Jatrolog. Pentecost. L. V. Obs. 47.
>
> Paræus, Chirurg. L. I. c. 20. VII. c. 1.
>
> Paterson, Diss. de hydrocephalo phrenitico. Edinb.
> 1803.
>
> Paulus Aegin. L. VI. c. 3.
>
> Pechlin, L. I. Obs. 61.
>
> Pelargus, med. Jaharg. II. p. 124.
>
> Penada, Saggio d'Osservazioni etc. n. 2.
>
> Piso, (*Car.*) Obs. 1. 2. 17.
>
> Pitschel. Epistola ad Kulmum de hydrocephalo.
> Lips. 1741. v. Haller Coll. Diss. Pr. I. n. 12.
> (*cerebrum valde alteratum.*)
>
> Pohlius, Pr. de effusis in cerebro aquis. Lips. 1763.
>
> —————— Pr. de hydrocephalo infantis recens nati
> interno et externo. Lips. 1777. Weiz N. Ausz.
> VIII. p. 1.
>
> Posewitz, Journal für die Medicin etc. II Heft. n. 6.
>
> Poterius, Curat. Cent. I. n. 11.
>
> Powel, Diss. de hydrocephalo acuto. Edinb. 1795.
>
> Preysinger, Diss. de diagnosi morborum capitis.
> Vienn. 1764.
>
> Prückel, Diss. Scrutinium hydrocephali. Jen. 1669.
>
> Purmann, Chirurgia curiosa. p. 110.
>
> Quin's, (*Carl Wilh.*) Abhandlung über die
> Gehirnwassersucht. Leipz. 1792
>
> Salzb. med. chir. Zeit. 1792. III. p. 422. (*acutus.*)
>
> —————— Diss. de hydrocephalo interno. Edinb.
> 1779. N. A. D. B. B. III. p. 498. Ed. Germ.
>
> —————— Treatise on the Dropsy of the Brain.
> Lond. 1791. 8.
>
> Raccolta d'Opuscoli scientifici etc. Comm. Lips.
> Vol. XVI. p. 73.

Hydrops capitis.

Rahn, med. pract. Biblioth. I B. p. 78.

Ranchinus, de morbis puerorum. Sect. II. c. 4.

Rand in Medical Papers. I. n. 7. (*sic dictum hydro-
cephalum internum , esse encephalitidem , ejusque sequelam.*)

Remmett in med. Comm. v. Edinb. VI B. p. 440.

Riverius, Observat. communic. p. 406.

Ronsseus, Epist. n. 5.

Rosenstein, Kinderkrankheiten etc. p. 526.

van Rossum , Diss. de hydrocephalo. Lovan. 1784.

Roux in journal de Médec. T. XXX. p. 20.

Rowley, (*William*) Treatice of the new discovered Dropsy of the membranes of the Brain
and watery Head of Children. London. 1801. 8.
A. L. Z. 1802. n. 160.

Rudolphi, Bemerkungen etc. I Th. p. 70. (*canis.*)
p. 74. (*equi.*)

Rush, medical Inquiries. II. n. 5. (*esse phrenitidem.*)
nr. 15.

————Transactions of Philadelphia. I. 1. n. 10.
(*somnia terrifica , pupilla non dilatata.*)

Ruysch , Thes. anat. II. Obs. 52.

Rystius, von Kinderkrankheiten. p. 217. 228.

Salzmann et Orth, Diss. de quibusdam tumoribus
tunicatis externis. cit. Morgagni. Ep. XII. Art. 15.

Samml. med. Wahrnehm. III B. p. 261. 429. IV
B. p. 99.

N. Samml. med. Wahrnehm. III B. p. 100. 119.

Sandifort, Exercitat. acad. II. p. 1. (*mutatio ossium cranii.*)

————Museum anatom. Vol. II. Tab. VI. seq.

Hydrops capitis.

Saporta, de tumoribus etc. L. III. cap. 23.

Saxtorph, Diss. de febre hydrocephalica. Hafn. 1786.

Scheidemantel in fränkischen Beyträgen. n. 19. 21.

Schenk, L. I. Obs. 30. p. 28. seq.

Scheuchzer apud Vallisneri Esperienze ed osservazioni spettanti alla Storia medica e naturale. (*aqua inter cranium et dnram matrem.*)

Schlegel, Materialien etc. IV Samml. n. 3.

Schmitt in Salzburg med. chir. Zeitung. 1800. IV B. p. 233. (*24 annorum.*)

Schombart, Diss. de hydrope ventriculorum cerebri. Duisburg. 1799.

Schuster ad calcem Hydrocardiologiæ. Chemnit. 1740.

Schwäb. Mercur 1807. p. 310. (*capitis circumferentia 32 '' infans 5f4 ann. aquæ 14 1f4 libræ.*)

Severinus, de recond. abscess. nat. L. IV. c. 9. n. 2.

Shaw. v. Kühn phys. med. Journal. 1801. p. 733.

Sheehy. Diss. de hydrocephalo interno. Edinb. 1796.

Smetius, Miscell. p. 578.

Sondermann, Diss. de hydrope cerebri, casu rariori illustrato. Jenæ 1798.

Spon, Voyage d'Italie etc. Lion. 1678. 12. (*16 an.*)

Spry. v. Kühn phys. med. Journal. 1800. p. 740. (*anatome.*)

Stark, N. Archiv für Geburtshülfe. II B. p. 236.

Steidele, Beobachtungen. III B.

Strodtmann, Diss. de hydrocephalo interno. Erford. 1800.

Hydrops capitis.

Swagermann. Verhandeling van het Waaterhooft
etc. Amst. 1761. Comm. Lips. Suppl. Dec. II.
p. 316. Haller. Bibl. Chir. II. p. 530.

van Swieten ad §. 1217. (*30 annorum enormis.*)

Tenghil in medical Facts and Observations. Vol.
VII. n. 23. (*externus cysticus — communicans
cum cranii interioribus.*)

Thomann, Annales Wurceburg. II. p. 64. 92. 104.
(*anatome.*)

Timæus, Cas. p. 243.

Tissot, von Nerven, etc. IV B. p. 186.

Tricœn. Observ. med. chir. p. 23. (*figura.*)

Tulpius, L. I. c. 24. 25. (*dimidiati capitis.*)

Tylkowsky, Disquisitio physica ostenti duorum puerorum, quorum alter capite gigantis Wilnæ est
spectatus. Oliva. 1674. 12.

de la Vauguyon. Traité complet des opérations de
Chirurgie. Paris 1696. 8.

Velsch In Medical Papers. I. n. 9. (*confundi sæpe
cum febre verminosa.*)

Velsius, Diss. de mutuo intestinorum ingressu. P.
II. Obs. 2. cit. Morgagni. Ep. XII. Art. 13.

Verduc, Oper. de Chir. (*10 annorum.*)

———— Pathol. de Chirurgie. II. c. 1.

Verhandelingen van Vlissingen. VI. v. Aus. Abh.
für pract. Aerzte. VIII B. p. 584.

Vesalius, de corporis humani fabrica. L. I. c. 5.
(*novem aquæ libræ.*)

Vesti, Diss. de hydrocephalo. Erf. 1688.

Vogel, (*Zach.*) Beobachtungen. p. 412.

———— (*R. A.*) Diss. animadversiones super
morbis incurabilibus etc. Gœt. 1760.

Hydrops capitis.

Wainwright, Diss. de hydrocephalo. Edinb. 1755. 8.

van de Walle, Diss. de hydrocephalo. Lugd. Bat. 1697.

Walter in Salzb. med. chir. Zeit. 1797. IV. p. 14.

Watson in Medical Observations and Inquiries. IV. n. 6. 25.

Weber, Observat. med. Fasc. II. n. 17. (*externus.*)

Weikard, medicinische Fragmente. X. (*errores circa sic dictum internum.*)

Welsch, Hebammenbuch. c. 54.

Wendelstadt in Stark N. Archiv für Geburtshülfe. II B. p. 215.

Wenzel, (*Joseph und Car.*) Bemerkungen über die Hirnwassersucht. Tub. 1806. 4. Salzb. med. chir. Zeit. 1806. IV. p. 161.

Wepfer, Obs. n. 49. seq.

White in Friese Annalen etc. I B. 2 St. n. 1. et in Kühn Repertorium. IV B. p. 629. (*internus.*)

—————— v. Kühn phys. medic. Journal. 1801. p. 346. (*status inflammatorius.*) p. 629.

Wichman, Ideen zur Diagnostik. III Th. p. 48. seq. (*signa exacta.*)

Whytt, sämtliche Werke. p. 662. Journal de Médecine. T. XXX. p. 3.

Wolff, (*H.*) Krankengeschichten — auch eines innern Wasserkopfs. Altona 1802. 8. Salzb. med. chir. Zeitung. 1803. I. p. 209. A. L. Z. 1803. n. 270. In Hufeland Journal der practischen Heilk. XV B. 3 St. p. 133. 147. (*anatome.*) Hufeland. Bibl. der practisch. Heilkunde. XIX B. n. 1. pag. 62.

Hydrops capitis.

Wolff, (*H.*) Obs. Med. chir. L. I. Obs. 14.

Wrisberg in Gœtt. Anz. 1804. p. 2026. (*magni*)
et in Salzb. med. chir Zeitung. 1805. I B. p. 88.

Zacchias, Quæst. med. legal. T. II. Cons. 1.

Zecchius, Consult. n. 64.

Ziegler, Beobachtungen aus der Arzneywissens-
chaft. L. 1787. n. 3.

Zwinger, Theatrum vitæ humanæ. p. 490.

Anatome.

Act. Med. Berol. Dec. I. Vol. II. p. 97.

Act. Nat. Cur. Vol. VI. Obs. 45.

N. Act. Nat. Cur. Vol. VII. App. p. 169.

Betbeder apud van Swieten ad §. 1217. (*ossa*
cranii tenuia, pellucida.)

Bonet, Sepulchr. L. I. S. XVI. Obs. 1. seq. add.
Obs. 7. 12. etc. Obs. 9. (*aqua inter cranium et*
pericranium, cerebrum elisum.) Obs. 11. (*libræ*
24 seri.)

Bresl. Samml. 1725. II. p. 461. 1726. I. p. 789.

Buchholz in Baldinger N. Magazin. I B. p. 481.

Borserius, Inst. III. p. 45.

Büttner, (*Christoph. Gottl.*) Beschreibung des
innern Wasserkopfs einer — 31 jährigen Person.
Konigsb. 1773. (*cerebrum extensum, tenue,*
nervi quasi mucosi.)

Comm. Liter. Nor. 1736. p. 90.

Davis, l. c. p. 151.

Dixon, medic. Comm. X B. 2. p. 58. v. Aus erl.
Abh. für pr. Aerzte. XI B. p. 685.

Anatome.

> Ephem. Nat. Cur. Dec. I. Ann. I. Obs. 47. Ann.
>   IV. et V. Obs. 36. 196.
>   — Dec. II. Ann. II. Obs. 158. Ann. IV.
>   Obs. 153. Ann. V. Obs. 166. Ann. IX. Obs.
>   227.
>   — Dec. III. Ann. I. Obs. 10. (*seri libræ* 24.)
>   Obs. 152. 153. Ann. IV. Obs. 59. Ann. IX et
>   X. Obs. 166.
>   — Cent I. Obs. 29.
>   — Cent. III. Obs. 1.
>   — Cent X. Obs. 83.

Fabricius Hildanus , Cent. I. Obs. 10. (*aquas
libræ 18 , cerebrum in sacculum extensum.*)

Flies', l. c. p. 151.

Histoires et Mémoires de Toulouse. I. (*aquæ libræ octo.*)

Hopfengartner, l. c. p. 48. 112.

Kaltschmid, Pr. de nervis opticis. (*aquæ libra
novem sub membrana cerebri.*)

Malacarne, Encefalotomia etc. (*nexus duræ matris cum cranio firmissimus.*)

Medic. Comment. von Edinb. VII B. p. 69.

Meier in Bald. N. Mag. IV B. p. 3. (*aquæ unciæ 8.*)

Morgagni, de Sed. et causs. Morb. Ep. XII. Art. 6.
(*hydatidosus — cerebrum et cerebellum deletò ad
agmydalæ magnitudinem in fœtu, optimè nutrito.*
Art. 8. (*cerebrum colliquatum.*) ex Pitschelio.
Art. 5. 6. 8. (Ep. XX. Art. 56. (*cerebrum fere
deletum.*)

Neuhold, de innudatione capitis à sufflaminato
refluxu maris microcosmici. (*glandula pinealis,*

Anatome.

corpora striata , nates etc. deleta : medulla in
gelatinam conversa , tenacem , graveolentem ,
acidam , cerebellum illæsum.)

Neygenfind in Hufeland Journal der pract. Heilkunde. XXIV B. 1 St. p. 152. (*cerebri expla-
natio.*)

Petit, Mémoires de Paris. 1718. p. 123. (*dura
mater, cranio magis adhærens, ventriculi ex-
tenuati, glandula pituitosa scirrhosa ?*)

Salzb. med. chir. Zeitung. 1807. I. p. 366. (*præ-
grandis, aquæ libræ 14, 1/2.*)

Scheuchzer apud Vallisneri. (*aquæ libræ 8. cerebrum extenuatum ad membranæ tenuitatem.*)

Schlegel, Materialien für die Staatsarzneykunde.
IV Sammlung. n. 3. (*cysticus.*)

du Verney, Traité des maladies des os. II. p. 8.
(*aquæ tres pintæ, cerebrum nullum , sola medulla oblongata.*)

Wenzel, (*Jos. et Carl*) l. c. (*lympha coagulata
in cerebro.*)

Wichmann, Ideen zur Diagnostik. III Th. p. 117.
(*thalami nervorum opticorum dissoluti.*)

Zacutus Lusitanus, Prax. admir. L. I. Obs. 4.

Signa. Decursus.

Act. Nat. Cur. Vol. II. Obs. 31. (*cephalæa.*)

Arentius, de tumor. cap. 1. (*sopor, oculi lacry-
mantes.*)

Borellus, Cent. I. Obs. 38. (*dolor verticis fixus.*)

Buchholz in Baldinger N. Mag. I B. p. 481. (*vo-
mitus, vomituritiones, cephalæa, sopor.*)

Signa. Decursus.

Capivaccius, L. I. c. 3o. (*gravitas capitis, vertigo,
sensus obtusi, lacrymæ.*)

Comm. Lit. Nor. 1739. p. 337. (*epilepsia.*)

Edinburgh medical and surgical Journal 1806.
p. 52. Samml. auserles. Abhandl. für pract. Aerzte.
XXIII B. p. 472. (*diagnosis à vermibus.*)

Fabricius Hildanus, Cent. III. Obs. 20. (*cephalalgia.*) Cent. IV. Obs. 10. (*stupidus, visu, au-
ditu, loquela destitutus, vorax.*)

Fallopius, II. p. 299. (*frons utplurimum prominet,
quasi quid additum esset in externo ; oculi illa-
crymantur, nec audent pueri, oculos aperire —
stupor. Manat aliquid ex naribus — ab ortu corrupta apparet conformatio capitis.*)

Helvetius, p. 210. (*tumor palpebra _ n.*)

Littre, Mémoire de Paris. 1705. p. 70. (*ejulatus
perpetuus.*)

Ludwig, Diss. de hydrope cerebri puerorum. Lips.
1774. (*stadiorum diversitas.*)

Neuhold, de inundatione capitis a sufflaminato
refluxu maris microcosmici. (*visus obscuritas.*)

Piso, (*Car.*) Obs. 104. (*dolores convulsivi abdo-
minis.*)

Rosenstien, Kinderkrankheiten etc. p. 512. (*insolitum capitis incrementum.*)

Singularia.

Allen ex Petit. p. 303. (*quandoque crepare.*)

Cladbach. p. 275. (*frequentiorem esse, ac creditur.*)

Morgagni, de Sed. et causs. Morb. Ep. XII. Art. 6.
(*in puellis frequentior.*) Art. 7. (*sceleton, cujus
ossa in latum, non in longum expansa.*)

Singularia.

> Squarius apud Ludwig Diss. de hydrope cerebri
> puerorum. (*cysticus hydrops cerebri.*)

Longævitas.

> Aurivillius Diss. de hydrocephalo interno 45 an-
> norum. Upsal. 1763. v. Sandifort Thesaurus.
> n. 14.
>
> Loder ad Rosenstein Anweisung zur Cur der
> Kinderkrankheiten. VI Auflage. (*22 anno-*
> *rum.*)
>
> Osthoff kleine Beytrage. I B. n.º 4. (*48 anno-*
> *rum.*)

Caussæ.

> Achorum suppressio.
>> Berdot in Act. Helvet. V. n. 11.
>> Pelargus, medicinische Jahrgange. III. p. 64.
>
> Arsenicalis inunctio.
>> Ephem. Nat. Cur. Cent. I et II Obs. 157.
>
> Aurifluxus cohibitus.
>> Conradi in Hufeland Journal der Arzneyk. VI B.
>> p. 457.
>
> Capillorum rasura.
>> Lanoix in Mémoires de la Société médec. d'é-
>> mulation. T. I. p. 13.
>
> Capitis allisio. Læsio. Lapsus.
>> Autenrieth, Diss. Observationes veritatem me-
>> thodi revulsorie spectantes. Tub. 1802.
>> p. 15.
>> Lodemann, Diss. de hydrope cerebri. — Gœtt.
>> 1792. p. 34.

Caussæ.

de Roose in Verhandelingen van het Genootschap
— te Antewerpen. v. Doring Journal für
die hollandische Litteratur I. 1. p. 70.

Trioen, Observ. med. chir. p. 24. (*allisio.*)

Wichmann, Ideen zur Diagnostik. III Th. p. 115.

Cerebri mutationes.

Morgagni, de Sed. et causs. Morb. Ep. XII.
Art. 6. 8. 14.

Clamores infantum.

Guthrie, l. c. p. 930.

Coitus matris gravidæ.

Klinkosch , Programma de Hydrocephalo rariori Prag. 1773.

Congestio humorum.

Hufeland Bemerk. über Blattern etc. p. 273.
(*in ætate infantili.*)

Cunarum motus.

Blancard, Anatom. pract. c. 1. Obs. 48.

Dentitio.

Hopfengartner, l. c. p. 36.

Febris.

Duncan , Krankengeschichten. p. 181.

Fabricius Hildanus, Cent. IV. Obs. 10.

du Verney, Mémoires de Paris. 1704. p. 8. (*ex
lenta.*)

Glandulæ pituitariæ vitia.

Morgagni, de Sed. et causs. Morb. Ep. XII.
Art. 3.

Imaginatio matris.

Fabricius Hildanus, Cent. V. Obs. 3.

Marcellus Donatus, L. II. c. 1. p. 87.

Caussæ.

Inflammatio.

     Ackermann, l. c. p. 159. (*arachnoideæ.*)

     Martini, Betrachtungen in der Lehre von den Kopfwunden. V.

     Quin, Abhandl. über die Gehirnwassersucht. Leipz. 1792.

     Rand in medical Papers. I. n. 7.

     Withering. p. 224.

Lapsus.

     Bresl. Samml. 1725. II. p. 562.

     Petermann, Observat. med. Dec. II. n. 7. (*post tres annos formatus.*)

Mentis exercitationes.

     Hopfengartner, l. c. p. 36.

Partus difficilis.

     Arentius, de tumor. c. 1.

     Stoll, Prælect. p. 289.

Pemphigus.

     N. Act. Nat. Cur. Vol. I. c. 3.

Refrigerium. Psyxis.

     Percival in medical Facts and Observations I. v. Auzerl. Abhandl. für pract. Aerzte. XIV B. p. 643.

Scarlatina.

     Hopfengartner, l. c. p. 36.

Scrophulosa constitutio.

     Percival in medical Facts and Observations. I. p. 646.

Situs malignus in utero.

     Forestus, L. VIII. ad Obs. 29. (*ex Austrio et Placentino.*)

Caussæ.

Spasmi.

> Martini, Betrachtungen in der Lehre von den
> Kopfwunden. V.

Syphilis parentum.

> Thom, Erfahrungen und Bemerkungen. p. 84.

Variola.

> Hill, Beobachtungen über die Heilkräfte des
> Sauerstofgas. p. 27.

Vermes.

> Paullini, Lanx. Satur. Dec. IV. Obs. 5.

Violentiæ.

> Alix, Observ. Fasc. II. p. 53. (*lapsus.*)
>
> Fallopius, Opp. II. p. 299. (*matri gravidæ*
> *illatæ.*)
>
> Leonidas apud Aëtium Tetrab. II. Serm. II. c. 1.
> (*ab obstetricibus illatæ.*)

Therapia.

> Comm. Lit. Nor. 1738. p. 373. (*sanatus.*)
>
> Ephem. Nat. Cur. Dec. I. Ann I. Obs. 46. Ann. III.
> Obs. 184.
>
> — Dec. II. Ann. X. App. p. 51.
>
> — Dec. III. Ann. V et VI. App. p. 127. Ann. IX
> et X. Obs. 181.

Evans in medic. Comment. v. Edinb. X B. 2. p. 44.

Fischer, Anleit. zur Armenpraxis. p. 351. (*pro re*
nata modo antiphlogistica, modo tonica. —)

Lemnius, de occult. nat. Mirac. L. I. c. 4.

Thompson, Med. Cons. v. Auserlet. Abhandl. für
pract. Aerzte. III B. p. 95.

Therapia.

Zacutus Lusitanus, Prax. admir. L. III. Obs. 117.
(*sanatus in viro.*)

Acetum squilliticum.

Flajani, Osservazioni pratic. (*externe.*)

Alcali volatile.

Odier in Mém. de l'Acad. R. de Médecine. 1779.
n. 13. (*fluor.*)

Ani fistula levans.

Genga, Anatomia chirurgica etc. v. Haller Bibl.
Chir. I. p. 405.

Anthelmintica.

Paullini, Dec. IV. Obs. 5. (*subsidens.*)

Antiphlogistica.

Withering. p. 65.

Arnica.

Hopfengengärtner, l. c. p. 97. (*cum serpentaria
virginiana.*) 130.

Atropa belladonna.

Hunnius in Hufeland Journal der pract. Heilkunde. XXII B. 4 St. p. 53. 64.

Ziegler, Beobachtungen aus der Arzneykunst.
n. 3.

Balnea.

Hopfengärtner, l. c. p. 99.

Barytes muriatus.

Autenrieth, l. c. (*ut sudoriferum.*)

Caustica.

Bury, Préservatif de l'homme etc.

Forestus, Obs. Chir. L. III. ad Obs. 6.

Tanaron, Trattado di Chirurgia. Firenza.
1754. 8.

Therapia.

Chirurgia infusoria.

Fabricius ad Clark. in Birch. II. p. 341. v. Scheel
Transfusion etc. p. 224.

Cinchona.

Hopfengärtner, l. c. p. 98. (*magnis dosibus
post aquas evacuatas.*)

Compressio. Fasciatio.

Formey ad Reverii Obs. medic. Cent. IV.

——— Traité chirurg. des bandages etc.

Hannæus in Prodr. Act. med. Hafn. p. 110.

Pitschel, anatom. und chirurg. Anmerk. Dresd.
1784.

Riverius, Observ. communic. p. 676.

Cucupha.

de Caballis, Phænomena medica.

Diaphoretica.

Evans, med. Comment. X B. II. p. 45. v. Auserl.
Abhandl. für pract. Aerzte. XI B. p. 676.

Digitalis purpurea.

Brown. v. Kühn phys. medic. Journal. 1800.
p. 726.

Wendelstatt in Stark's N. Archiv für die Gebur-
tshülse. II B. p. 711. seq. (*sublatus per
digitalem cum sale succini et opio.*) p. 227.

White. v. Kühn. phys. med. Journal. 1801.
p. 358.

Withering. p. 65.

Diuretica.

Celsus, L. IV. c. 2.

Odier, l. c. p. 194.

Therapia.

  Errhina.

      Forestus, Obs. Chir. L. III. ad Obs. 6.

      Heister, Inst. Chir. p. 496.

      Mondschein, von der Wassersucht. p. 88.

  Evacuantia.

      Neubold, de inundatione capitis a sufflaminato refluxu maris microcosmici. (*laxantia , diuretica , salina.*)

      Odier in Mém. de l'Acad. de Médecine. 1779. n. 13. (*diuretica , vesicatoria et vinum pluries sanant.*)

      Rosenstein, Kinderkrankheiten. p. 537.

  Externa, formentationes, cataplasmata, emplastra, unctiones etc.

      Amatus Lusitanus. Cent. I. cur. 69.

      Burnet, Thesaur. med. pract. II. p. 84. (*sanatus inunctione continua olei hyperici cum pulvere myrtilli ; salinæ , aromaticæ inunctiones.*)

      Chalmet, L. I. c. 18. (*aromatica, amara.*)

      Diemerbroeck, de Morb. cap. et thor. p. 219. (*acria incisiones.*)

      Febricius ab Aquapend. p. 179. (*salina , aqua calcis.*)

      Fallopius, II. p. 299. (*inunctio olei rosati , myrrhini sanati plures.*)

      Forestus, L. VIII. Obs. 29. (*amaris et aromaticis sanatus.*) ibid. (*oleo chamemelino et sulphure.*)

      Hartmann, Officina sanitatis. p. 944. (*emplastrum ex pistis limacibus.*)

Therapia.

Lanzoni, Animadvers. ad anatom. med. Chir.

Mondschein, von der Wassersucht. p. 88. (*calx vira, sal tostum in sacculis.*)

Strobelbenger, Manuduct. ad cur. affect. puerorum. c. 21. (*fermentum in nucham.*)

Vogel, (*Zach.*) med. chir. Beobachtungen. p. 416. (*in externo.*)

Fistula ani utilis.

Genga, Anatom. chirurgica.'

Fonticuli.

Francus à Franckenau, Agonism. med. VIII. Heidelb. 1683.

Heister. p. 496. (*setacea, scarificationes.*)

Frigus.

Conradi in Hufeland Journal für pract. Arzneyk. VII B. 2 St. p. 14. (*epithemata.*)

Ropfengärtner, l. c. p. 99. 157. (*epithemata capiti.*)

Rush in medical Inquiries and Observations. Vol. II. v. Samml. Auserl. Abhandl. für pract. Aerzte. XVII B. p. 312 (*epithemata.*)

Samml. Auserl. Abhandl. für pr. Aerzte. V B. p. 572. (*opithemata capiti.*)

Hirudines.

Hopfengärtner, l. c. p. 128. (*in initio.*)

Mercurius.

Abhandl. merkwürd. von London. I. n. 8. 9.

Aerey in Lond. med. Journal. 1781. (*absque salivatione sanatus.*) v. Austel. Abhandl. für pract. Aerzte. VII B. p. 195. et med. Comm. von Edinb. VIII. II. p. 43.

Therapia.

Autenrieth , l. c. (*dulcis.*)

Campbell in med. Comm. von Edinb. IX. I. p. 54.

Carsen in Kühn phys. med. Journal. 1802. p. 209.
   (*potius causari eum , quam sanare.*)

Dobson in med. Comment. von Edinb. VI B.
   p. 236. (*sanatus inunctione , secuta salivatione , junctis cantharidibus , forte cantharides solas profuisse. Simmons.*) et in med.
   Bemerk. und Unters. von London. I. n. 6.

Duncan, medical Commentaries. II. (*salivatio.*)

Eason in med. Comm. von Edinb. VIII. II.
   p. 35. (*externe et interne , urina et muco
   narium copiose excretis.*) ,

Ephem. Nat. Cur. Dec. II. Ann. X. App. p. 51.
   (*ad salivationem.*)

Falk , vom Queksilber. p. 254. (*emplastrum.*)

Ferriar, neue Bemerkungen über Wassersucht
   etc. n. 3. (*dulcis , cum vesicatoriis.*)

Fischer , med. chir. Bemerkungen über London
   etc. p. 67. v. Hufeland Journal für pract.
   Arzneyk. I B. p. 280. (*calomelis grana* 12
   *quotidie , juncta cum digitali purpurea , et
   hirudinibus ad tempora.*)

Gapper in Memoirs of the medical Society of
   London. Vol. VI. n. 3. (*largiter inunctus
   puellæ duodecenni.*)

Haygarth in med. Bemerk. und Unters. VI. n. 8.
   (*ad salivationem.*)

Hooper in Memoirs of the med. Society of London.
   Vol. I. n. 8.

Hopfengärtner , l. c. p. 84. 95. 105. (*unguentum
   usquo ad salivationem.*)

Therapia.

Hunter in med. Comm. von Edinb. VIII B. I.
p. 28. et med. Bemerk. und Unters. vou
London. VI. n. 7. (*ad salivationem.*)

Leib in Transactions of — Philadelphia. Vol. I.
P. I. n. 2. (*calomelis grana* 112 *intra dies* 16.
cum opio , salivatio.)

Lettsom in Memoirs of the med. Society of
London. Vol. I. n. 9.

Makie in med. Comm. vou Edinb. VII. p. 21. v.
Auserl. Abh. für pract. Aerzte. XI B. p. 159.
(*usu externo et interno sanatus.*)

Mezger , Diss. Observat. anat. pathol. biga.
(*nunquam juvare posse.*)

Mier in Lond. med. journal. IV. v. Auserl.
Abhandl. für pract. Aerzte. X B. p. 217.
(*maxime calomele sanatus.*)

Monro , Three Treatises on the Brain etc. v.
Samml. Auserl. Abhandl. für pract. Aerzte.
XVII B. p. 413 (*non juvasse.*)

Moseley , Lond. med. Journal. IV. v. Auserl.
Abhandl. für pract. Aerzte XI B. p. 119.

Odier, l. c. p. 231. (*dulcis.*)

Percival in med. Comment. von Edinb. V B.
p. 184. VI B. p. 242.

——— in medical Facts and Observations. Vol.
I. n. 13. P. III. v. Auserl. Abhandl. für
pract. Aerzte. XIV B. p. 296. (*sine salivatione.*) p. 629. 643.

Perkins , med. Comm. vou Edinb. II Dec. I B.
p. 10. v. Samml. Auserl. Abhandl. XIII B.
p. 20 Journal de Médecine. T. XC. p. 24.
(*inertem esse.*)

Therapia.

    Quin, l. c. (*calomel.*)

    Reeve. v. Kühn phys. med. Journal. 1801. p. 266.
        (*unguentum.*)

    Rush, l. c. p. 311. (*post deletam inflammationem.*)

    Warren in Lond. Med. Journal. 1788. P. II. p.
        122. v. Auserl. Abh. für pract. Aerzte. XIII
        B. p. 85. Journal de Médecine. T. XC. p. 13.
        (*raro prodesse.*)

    Weaver in medical and physical Journal. Vol.
        XV. p. 322. v. Samml. auserl. Abhandl.
        für pract. Aerzte. XXIII B. p. 584. (*dulcis
        cum digitali purpurea.*)

    Wendelstatt in Starks N. Archiv. II B. p. 720.
        seq.

    Wichmann, Ideen zur Diagnostik. III Th.
        p. 118.

    Wilmer, Cases etc. v. Auserl. Abhandl. für
        pract. Aerzte. V B. p. 568. (*non semper
        juvare.*)

    Withering. p. 65. 114. (*non semper cedere.*)

Moschus.

    Hopfengärtner, l. c. p. 104. (*cum alcali volatili.*)

Operatio.

    Albucasis, Chir. P. II. c. 1.

    le Cat in Philos. Transact. Vol. XLVII. p. 267.
        v. Leske Auserl. Abhandl. IV B. p. 73.
        (*acus tricuspidalis.*) et in Journal de Mé-
        decine. T. XII. p. 247

    Darwin, Zoonomia. Vol. II. (*terebratio.*)

    Fabricius Hildanus, Cent. III. Obs. 17. (*letalis.*)

Therapia.

 Flajani, medic. chir. Beobachtungen. I B. p. 231.
  (*interni letalis*) p. 234. (*externi fausta.*)

 Forestus, L. VIII. ad Obs. 30. (*externus inci-*
  sioni cedens.)

 Hippocrates, περι γεσων. II. p. 466. l. 54. (*tre-*
  panatio.)

 Leonidas, l. c.

 Monro, l. c. p. 416. (*rejicit.*)

 Morgani, de Sed. et causs. Morb. Ep. XII. Art.
  13. (*dissuadet.*)

 la Motte, Chirurgie. Obs. 115. (*letalis.*)

 Severinus, de efficaci Medicina. p. 78. 124. (*se-*
  cure pertundi.)

Opium.

 Odier, Mélanges de médecine pratique. p. 113.
  v. Sammlung. auserlesener Ahhandlungen
  für pract. Aerzte. XX B. p. 101.

 Percival in medical Facts and Observations. I.
  n. 13.

Oxygenis inspiratio.

 Hill, practical Observations on the use of oxy-
  gén etc. p. 27. Ed. German. (*diuresin*
  movens.)

Purgantia.

 Hopfengärtner, l. c. p. 158. (*fortiora.*)

 Rush, l. c. p. 311.

Scilla.

 Flajani, l. c. p. 240. (*vinum scilliticum topice.*)

 Kleber, Handelingen etc. v. Auserl. Abhandl.
  für pract. Aerzte. VII B. p. 445. (*externus*
  vino scillitico externe applicito sanatus.)

Therapia.

Sinapismus.

 Celsus, L. IV. c. 2. (*capiti , sic , ut exulceret.*)

Stercora.

 Foot in Medical Repository. Vol. V. n. II. Art. 5.

 Paullini, Drekapothek. I. p. 72. II. p. 34.

Ustio.

 Chesneau , L. I. c. 2. Obs. 10. (*cervicis.*)

 Ephem. Nat. Cur. Dec. II. Ann. X. Obs. 42.
  (*frustra applicita.*)

 de Saliceto, Chirurg. p. 304. (*in externo.*)

 Tanaron, Trattado di Chirurgia. T. II. v. Haller
  Bibl. Chir. II. p. 391. (*versus occiput.*)

Venæsectio.

 Rush in medical Inquiries and Observations.
  Vol. II. p. 201. v. Samml. Auserl. Abhandl.
  für pract. Aerzte. XVII B. p. 302. seq. (*mor-*
  bum esse inflammatorium.)

 White , l. c. (*cum in principio sit inflammatoriæ*
  indolis.)

Vesicatoria.

 Abhandl. merkwürd. von London. I. n. 8. (*in*
  fontanella.)

 Dawson in med. Comment. von Edinb. V B. p.
  457. (*cum copiosa theriaca.*)

 Ephem. Nat. Cur. Dec. II. Ann. X. App. p. 51.
  (*capiti.*)

Vesicatoria.

 Evans in med. Comm. von Edinb. X B. II. p. 45.

 Hopfengârtner , l. c. p. 102. 157. (*capiti.*)

 Mondschein , von der Wassersucht. p. 88. (*vel*
  tricesies repetita post aures.)

Therapia.

>Odier, l. c. p. 194.

>Percival in medical Facts and Observations. Vol.
>I. n. 13.

>Rush, l. c. p. 311.

>>Simmons med. Comment. von Edinb. V. B.
>>p. 455. (*capiti impositis magnis vesica-
>>toriis sanatos sanutos esse.*)

>van. Swieten ad §. 1218.

>White in Lond. med. journal. III. p. 412. (*in
>cranio et nucha.*) Auserl. Abh. für pract.
>Aerzte. XV. p. 8.

Vinum.

>Odier, l. c. p. 194. (*hispanicum.*)

Zinci flores.

>Hopfengärtner, l. c. p. 133. (*ad promovendum
>exanthema.*)

>Samml. Auserl. Abhandl. für pract. Aerzte. V
>B. p. 372.

www.ingramcontent.com/pod-product-compliance
Lightning Source LLC
LaVergne TN
LVHW050403060726
842524LV00002B/456